临床医疗护理常规（2019 年版）

内分泌科诊疗常规

郭立新　主　　编
北京医师协会　组织编写

中国健康传媒集团
中国医药科技出版社

内 容 提 要

　　本书是内分泌科临床工作规范指南，根据原卫生部《医师定期考核管理办法》的要求，由北京医师协会组织全市内分泌科专家、学科带头人及中青年业务骨干共同编写而成，介绍了内分泌科医师日常工作的基本知识和技能。本书体例清晰，内容具有基础性、专业性、指导性及可操作性等特点，既是内分泌科医师应知应会的基本知识和技能的指导用书，也是北京市内分泌科领域执业医师定期考核业务水平的唯一指定用书。本书适合执业医师、医药院校在校师生参考学习。

图书在版编目（CIP）数据

内分泌科诊疗常规 / 郭立新主编. —北京：中国医药科技出版社，2020.12
（临床医疗护理常规：2019 年版）
ISBN 978-7-5214-2248-1

Ⅰ. ①内…　Ⅱ. ①郭…　Ⅲ. ①内分泌病–诊疗　Ⅳ. ①R58

中国版本图书馆 CIP 数据核字（2020）第 269182 号

美术编辑　陈君杞
版式设计　易维鑫

出版　**中国健康传媒集团** | 中国医药科技出版社
地址　北京市海淀区文慧园北路甲 22 号
邮编　100082
电话　发行：010–62227427　邮购：010–62236938
网址　www.cmstp.com
规格　787×1092mm　¹⁄₁₆
印张　7½
字数　168 千字
版次　2020 年 12 月第 1 版
印次　2020 年 12 月第 1 次印刷
印刷　三河市万龙印装有限公司
经销　全国各地新华书店
书号　ISBN 978-7-5214-2248-1
定价　**45.00 元**

获取新书信息、投稿、为图书纠错，请扫码联系我们。

《临床医疗护理常规（2019年版）》
编委会

《内分泌科诊疗常规（2019年版）》
编委会

祝开思（中国人民解放军第三〇五医院）

姚合斌（中国人民解放军总医院第六医学中心）

高洪伟（北京大学第三医院）

郭立新（北京医院）

郭清华（中国人民解放军总医院）

韩学尧（北京大学人民医院）

编写秘书　刘　砺（北京医院）

Foreword
序　言

　　为适应现代医疗卫生事业的发展需要，及时更新医学知识，北京医师协会 2018 年 10 月决定对北京市《临床医疗护理常规（2012 年版）》的内容进行补充修订。北京医师协会与北京地区 52 个专科医师分会组织医学专家和业务骨干，以现代医学理论为指导，致力于促进北京地区医疗质量与患者安全的持续改进和提高。经过有关专科医师分会和专家的共同努力，修编后的《临床医疗护理常规（2019 年版）》内容更加丰富，相关知识、技能更加先进，更能满足北京地区临床一线医师的需求。作为北京市各级各类医疗机构医务人员日常医疗护理工作规范，各类专科医师应知应会的基本知识与技能，北京市执业医师定期考核唯一指定用书，《临床医疗护理常规（2019 年版）》必将有效地帮助医疗机构提高工作质量，规范医疗行为，维护医务人员合法权益，推动北京地区临床医疗护理工作的持续改进和提高，为实现健康中国的宏伟目标作出积极的贡献。

　　在此，也向积极参与《临床医疗护理常规（2019 年版）》修编工作的各位专家和业务骨干表示衷心地感谢。

郭积勇

2019 年 12 月

《临床医疗护理常规（2019 年版）》
修编说明

2012 年 3 月北京医师协会受北京市原卫生局委托，组织北京地区 35 个专科医师分会的医学专家和业务骨干，以现代医学理论为指导，结合北京地区临床实践经验，对《临床医疗护理常规（2002 年版）》进行了认真修编，推出了《临床医疗护理常规（2012 年版）》。

《临床医疗护理常规（2012 年版）》是按照北京医师协会已经成立的各专科医师分会所涉及的医疗专业类别进行编写的。推出 7 年来，对提高各级各类医疗机构医疗质量，规范医护人员医疗行为，保障医务人员及患者安全方面发挥了重要作用。

随着我国医疗卫生事业的快速发展，涌现出许多新的医疗技术手段，北京医师协会的专科医师分会也由 2012 年的 35 个发展到目前的 59 个。为了更好地规范医疗服务行为，适应现代医疗卫生工作的需要，借鉴、吸收国内外先进经验，紧跟医学发展步伐，自 2018 年 10 月开始，北京医师协会组织专科医师分会对《临床医疗护理常规（2012 年版）》有关内容进行补充修编，现共计推出 33 个专科的《临床医疗护理常规（2019 年版）》。《临床医疗护理常规（2019 年版）》凝聚着有关专家和业务骨干的心血，是北京地区临床医疗护理工作的一份宝贵财富。

尚需说明：

1. 关于《临床医疗护理常规（2019 年版）》的修编，内科医师分会、康复医学科医师分会、泌尿外科医师分会、烧伤科医师分会、耳鼻咽喉科医师分会认为本专科技术变化不大，未进行修编。原《儿科诊疗常规》分为《儿内科诊疗常规》和《儿外科诊疗常规》两册。由于北京医师协会近期成立了重症专科医师分会和疼痛专科医师分会，故本次修订增加了《重症医学科诊疗常规》和《疼痛科诊疗常规》。全科医学医师分会提前对《全科医学科诊疗常规》进行了修订，已于 2018 年 7 月出版。老年专科医师分会于 2017 年成立后即出版了本专科的《老年医学诊疗常规》。

2. 为进一步完善北京市医师定期考核工作，保证医师定期考核工作取得实效，修编后的《临床医疗护理常规（2019 年版）》旨在积极配合专科医师制度的建设，各专科分册独立程度高、专业性强，为各专科医师提供了应知应会的基本知识和技能。《临床医疗护理常规（2019 年版）》将成为各专科执业临床医师定期考核业务水平测试的重要内容。

3. 《临床医疗护理常规（2019 年版）》的修编仍然是一项基础性工作，目的在于为各级医护人员在临床医疗护理工作中提供应参照的基本程序和方法，以利于临床路径工作的开展，促进医学进展的学术探讨和技术改进。

4. 本次修编仍不含中医专业。

北京医师协会
2019 年 10 月

Preface 前 言

目前，内分泌代谢疾病在老年人群中具有较高的发生率，严重影响我国人民的健康水平和生活质量，因此，正确诊治及规范化治疗内分泌代谢疾病十分重要。不仅如此，内分泌代谢疾病还包括很多少见病，其诊治水平亟待提高。为了进一步巩固内分泌代谢疾病的理论知识，掌握该领域相关基本操作技能和诊疗规范化程序，提高临床医师诊治内分泌代谢疾病的实际工作能力，我们积极探索和推进该领域疾病的规范化诊疗程序。2011年，在北京医师协会的组织和领导下，北京医师协会内分泌专科医师分会多位专家精心编写了《内分泌科诊疗常规》，得到了读者的普遍好评，2019年，我们在上版的基础上进行了修订。

本书内容比较详尽地涵盖了内分泌专业的基本理论、基本知识和实用技能，具有贴近临床、注重实际应用的特点。在保证科学性的同时，力求做到言简意赅，具有很好的可读性、实用性及可操作性，对临床工作具有较好的指导作用。为更好地适应临床实践与发展需求，本书内容还特别注重对基层医师业务能力培养的需要，是内分泌、老年医学及普内科领域医务工作者不可多得的参考书籍。

"磨砺以须，砥砺前行"。热忱希望本书能为广大内分泌专业同仁的临床工作提供参考与借鉴。在此对全体编者及对本书编写过程中给予大力支持的各位领导和同仁致以诚挚的感谢！

编 者
2019 年 10 月

Contents

目 录

第一章　腺垂体功能减退症

腺垂体功能减退症是指由不同病因导致下丘脑-垂体受损，使腺垂体（垂体前叶）合成与分泌激素的功能部分或完全丧失，相应靶腺功能减退的一系列临床综合征。主要病因为鞍区各类肿瘤、放疗、手术、外伤、感染、浸润性病变与自身免疫性炎症等，垂体瘤为常见病因。女性因产后大出血引起的腺垂体功能减退症又称为希恩综合征。儿童期发生腺垂体功能减退，可出现生长发育障碍。

【诊断标准】

腺垂体功能减退起病缓慢，亚临床症状常常被忽视，因此凡有引起腺垂体功能减退症原发疾病者，如下丘脑/垂体肿瘤、中线发育异常、颅脑炎症性病变、颅脑创伤或手术、空泡蝶鞍和既往有围产期大出血患者，都应进行腺垂体功能减退症的筛查。

腺垂体功能减退症的诊断主要依据临床表现、激素水平测定和腺垂体功能试验。如靶腺激素水平降低而垂体促激素水平正常或降低可以确诊为腺垂体功能减退症，对轻症患者可行腺垂体功能试验协助诊断。鞍区磁共振成像（MRI）和计算机体层摄影（CT）等影像学检查有助于定位和病因诊断。

（一）临床表现

1. 垂体-靶腺轴功能减退综合征

患者的临床表现取决于各种腺垂体激素减退的程度和病程。一般促性腺激素、生长激素（GH）和催乳素（PRL）缺乏最早表现；其次为促甲状腺激素（TSH）、促肾上腺皮质激素（ACTH）缺乏；部分自身免疫垂体炎患者会较早出现垂体-肾上腺轴功能低减的临床表现。

（1）促性腺激素和催乳素分泌不足综合征　产后无乳、乳腺萎缩、长期闭经与不育为主要临床表现。腋毛、阴毛脱落；男性胡须稀少，伴阳痿、睾丸缩小、肌力减退；性欲减退或消失；如发生在青春期前可有第二性征发育不全。

（2）促甲状腺激素分泌不足综合征　属继发性甲状腺功能减退。患者常诉畏寒，皮肤干燥而粗糙，较苍白、少汗等；患者可有食欲减退、便秘、精神抑郁、表情淡漠、记忆力减退、行动迟缓等。心电图示心动过缓、低电压、心肌损害、T波平坦、倒置等表现。

（3）促肾上腺皮质激素分泌不足综合征　患者常有严重乏力、纳差、恶心、呕吐、体重减轻、血压低；重症患者可出现低血糖，对外源性胰岛素敏感性增加。

（4）生长激素不足综合征　儿童、青少年出现生长速度减慢、矮小、骨龄落后等生长障碍相关表现；生长激素缺乏的成人患者可出现体脂比例增高、血脂紊乱等相关代谢异常。

（5）鞍区或其附近肿瘤压迫相关症状　最常见表现为头痛及视神经、视交叉受压引起颞侧偏盲甚至失明等。垂体瘤侵袭海绵窦的患者可以有脑神经受累（如动眼神经等）相关临床表现。垂体柄受累的患者常合并中枢性尿崩症的相关表现，如多尿、烦渴、多饮等。

2. 病史采集及体检

垂体功能减退的患者病史采集时需要了解垂体前叶各轴系相关临床表现，多尿、烦渴、多饮等中枢性尿崩症的临床表现，以及视交叉和脑神经受压相关表现。有视野颞侧偏盲伴头痛者常是鞍区占位病变；有突发头痛伴恶心、呕吐史者可能是垂体瘤卒中；有糖尿病伴高龄者可能是血管病变；有产后大出血病史者常是希恩综合征。

3. 较少见的表现

儿童可有生长发育障碍；老年人可因纳差伴乏力和低血钠而确诊；部分病例可同时伴有尿崩症。

4. 垂体危象

在全垂体功能减退的基础上，各种应激如感染、败血症、腹泻、呕吐、失水、饥饿、寒冷、急性心肌梗死、脑血管意外、手术、外伤、麻醉使用镇静药、安眠药、降糖药以及靶腺激素替代治疗中断等均可诱发垂体危象。临床呈现：①高热（>40℃）；②低体温（<35℃）；③低血糖型；④低血压型；⑤精神障碍表现。各种类型可伴有相应的症状，突出表现为消化系统、循环系统和神经精神方面的症状，诸如高热、循环衰竭、休克、恶心、呕吐、头痛、神志不清、谵妄、抽搐、昏迷等严重垂危状态。

（二）辅助检查

可疑患者需进行下丘脑-垂体-靶腺激素测定，兴奋试验将有助于了解靶腺激素的储备，可明确病变部位（下丘脑或垂体）。对于下丘脑-腺垂体的病变可用 MRI 辨别，行鞍区薄层扫描加动态增强更为精确。

1. 下丘脑-垂体-性腺轴功能检查

女性主要测定血卵泡刺激素（FSH）、黄体生成素（LH）及雌二醇（E_2）；男性测定血 FSH、LH 和睾酮（T）。促性腺激素释放激素（类似物）兴奋试验可协助定位诊断，皮下注射曲普瑞林 100μg 后于 0、30、45、60 分钟抽血测 FSH、LH，正常多在 60 分钟时出现高峰。根据 LH 的兴奋后水平判断病变的部位在下丘脑还是垂体。

2. 下丘脑-垂体-甲状腺轴功能检查

当甲状腺激素的三碘甲状腺原氨酸（T_3）、甲状腺素（T_4）、游离三碘甲状腺原氨酸（FT_3）、游离甲状腺素（FT_4）低于正常区间下限，且不伴有 TSH 水平的升高，甚至低于正常值的考虑为继发性甲状腺功能低减。

3. 下丘脑-垂体-肾上腺皮质轴功能检查

24 小时尿游离皮质醇及血皮质醇均低于正常，血 ACTH 正常或低于正常，可考虑继发性肾上腺皮质功能低减。

4. 下丘脑-垂体-生长激素轴功能检查

正常人 GH 的分泌呈脉冲式，有昼夜节律，且受年龄、饥饿、运动等因素的影响，故一次性测定血清 GH 水平并不能客观评价垂体分泌 GH 的能力。胰岛素低血糖–生长激素兴奋试验（ITT）是诊断 GH 缺乏的"金标准"；但对于 60 岁以上且存在心、脑血管潜在风险和有癫痫、惊厥病史的患者不宜采用。

5. 鞍区 MRI 检查

MRI 检查对鞍区占位病变具有重要的诊断价值，不能进行 MRI 检查的患者可以考虑 CT 检查，特别是鉴别是否存在钙化或骨骼受累时。双能 X 线吸收检测法测定（DXA）骨密度，了解骨质疏松症情况。

（三）鉴别诊断

1. 神经性厌食

患者多为年轻女性，主要表现为厌食、消瘦、精神情绪异常、性功能减退、闭经或月经稀少、第二性征发育差、乳腺萎缩、阴毛及腋毛稀少、乏力、畏寒等症状。内分泌功能除性腺功能减退较明显外，其他的垂体功能正常。

2. 多靶腺功能减退

Schimidt 综合征患者有皮肤色素加深及黏液性水肿，而腺垂体功能减退者往往皮肤色素变淡，黏液性水肿罕见，腺垂体激素升高有助于鉴别。

【治疗原则】

（一）营养及护理

患者宜进高热量、高蛋白及富含维生素膳食，还需提供适量钠、钾、氯，合并尿崩症的患者应量出为入，保证出入量平衡。尽量预防感染、过度劳累与应急刺激。

（二）靶腺激素替代治疗

成人腺垂体功能减退症患者大多数宜用靶腺激素替代治疗，即在糖皮质激素和左旋甲状腺素（L-T$_4$）替代治疗的基础上，男性加用睾酮治疗，女性加用雌激素和孕激素治疗，但需维持生育功能者应改为人绒毛膜促性腺激素（HCG）、人绝经期促性腺激素（HMG）或 HCG 加 FSH 治疗。

1. 糖皮质激素替代治疗

糖皮质激素的治疗常需要同时或早于甲状腺激素的替代治疗，生理剂量的替代能够改善患者的相关临床症状。儿童青少年患者首选氢化可的松，避免对生长的影响；成人患者可以选择作用时间较长的强的松（2.5～7.5mg/d）治疗。随病情调节剂量，应激时需要加量糖皮质激素，必要时使用静脉糖皮质激素的治疗。

2. 甲状腺激素替代治疗

L-T$_4$ 每日 12.5～25μg 起始，每 2～3 周逐渐增加 25μg，直至 FT$_3$、FT$_4$ 水平正常。对年老、心脏功能欠佳者，如立即应用大剂量甲状腺激素可诱发心绞痛，对同时有肾上腺皮质功能减退者应用甲状腺激素宜慎重。

3. 性激素替代治疗

对育龄期妇女、病情较轻者需采用雌孕激素联合治疗。可采用每天口服已烯雌酚 0.5～1mg 或炔雌醇 0.02～0.05mg，连续服用 25 天，在最后 5 天（第 21～25 天），每天同时加用甲羟孕酮（安宫黄体酮）6～12mg 口服，或每天加黄体酮 10mg 肌注，共 5 天。在停用黄体酮后，可出现撤退性子宫出血，周期使用可维持第二性征和性功能。必要时可用 HCG 以促进生育。男性患者可使用十一酸睾酮治疗，促进第二性征发育，增强体力。亦可联合应用 HMG 和 HCG 以促进生育。

4. 生长激素替代治疗

儿童青少年生长激素缺乏症（GHD）患者接受生理剂量重组人生长激素（rhGH）治疗可以有效促进生长。1996 年美国 FDA 正式批准 rhGH 用于治疗成人生长激素缺乏症（AGHD）。rhGH 能使 AGHD 患者生活质量、骨密度显著改善并降低心血管疾病危险因素。

（三）垂体危象处理

1. 补液

快速静脉注射 50% 葡萄糖注射液 40～60ml，继以 10% 葡萄糖生理盐水滴注，以抢救低血糖症及失水等。根据患者应激状态的程度给予氢化可的松 200～300mg/d，分次静滴，每 6 小时一次，以治疗肾上腺皮质功能减退危象。

2. 周围循环衰竭及感染

有循环衰竭者按休克原则治疗，有感染败血症者应积极抗感染治疗。

3. 低温或高热

低温与甲状腺功能减退有关，可用热水浴疗法及电热毯等使患者体温逐渐回升至35℃以上，并给予小剂量甲状腺激素。高热者用物理降温法，并及时去除诱发因素，慎用药物降温。

4. 禁用或慎用药物

禁用或慎用吗啡等麻醉剂、巴比妥等安眠剂、氯丙嗪等中枢神经抑制剂及各种降血糖药物，以防止诱发昏迷。

【预后】

垂体前叶功能减退患者适当的替代治疗和应激状态下及时调整治疗方案能够有效改善患者预后并降低患者的死亡率。

第二章　垂体催乳素瘤

垂体腺瘤是一组由垂体及颅咽管残余上皮细胞来源的肿瘤，临床上有明显症状者约占颅内肿瘤的 10%～15%，可分为功能性垂体腺瘤与无功能垂体瘤。功能性垂体腺瘤根据肿瘤细胞所分泌的激素可分为催乳素瘤（PRL 瘤）、生长激素瘤（GH 瘤）、促肾上腺皮质激素瘤（ACTH 瘤）、促甲状腺激素瘤（TSH 瘤）等，功能性垂体腺瘤可为单一激素性或多激素混合性。无功能的微腺瘤不分泌具有生物学活性的激素，较为常见。垂体催乳素瘤是功能性垂体腺瘤中最常见的种类，约占成人功能性垂体腺瘤的 40%～45%，也是高催乳素血症最常见的原因。以 20～50 岁的女性患者多见，成人患者男女比例约 1:10。多巴胺受体激动剂治疗安全有效。

【诊断标准】

（一）临床表现

1. 性腺功能减退

青春期前起病可表现为原发性性腺功能减退，女孩表现为原发性闭经，男孩无青春发育，睾丸容积小。育龄期女性多有月经稀少甚至闭经，通常影响排卵，引起不孕。男性患者雄激素水平下降可导致性欲减退、阳痿、射精量及精子数目减少、不育及骨质疏松等。

2. 泌乳

女性患者中 30%～80%发生自发或触发泌乳。少数男性患者有乳腺增生及触发泌乳。

3. 鞍区占位效应和腺垂体功能减退

垂体催乳素大腺瘤向鞍上生长浸润和压迫周围组织后，可有头痛、视野缺损、海绵窦压迫等。压迫正常腺垂体组织时可出现腺垂体功能减退。催乳素大/巨大腺瘤可发生垂体卒中，催乳素瘤可和生长激素瘤、无功能垂体瘤等形成混合性垂体腺瘤。

（二）辅助检查

1. 实验室检查

血清 PRL 水平＞100～200μg/L，并排除其他特殊原因引起的高催乳素血症，则支持催乳素瘤的诊断。静脉取血测 PRL 的要求：正常进食早餐（种类为碳水化合物，避免摄入蛋白质和脂肪类食物），于上午 10:30～11:00 休息半小时后静脉穿刺取血。

2. 影像学检查

鞍区 MRI 检查诊断垂体催乳素瘤价值较大，可以清楚肿瘤的大小、形态、位置与周围结构的关系，鞍区薄扫加动态增强可提高微腺瘤检出率，即使直径 2～3mm 的微腺瘤也可以显示。MRI 检查也可用于治疗效果的观察和随诊。仅有高 PRL 血症但鞍区 MRI 动态增强未发现肿瘤时，需要每半年随访 MRI 以动态观察是否有影像学改变。但还有部分肿瘤的信号与周围正常垂体组织近似，两者难以区分，还需要结合临床表现和内分泌检查进行诊断。CT 扫描通常不作为诊断垂体催乳素瘤的手段。

【治疗原则】

垂体催乳素瘤的三种治疗策略：药物、手术和放射治疗。治疗目标：①抑制腺垂体催乳素的过度分泌，恢复育龄男女的生殖功能；②消除鞍区占位效应；③恢复和保存腺垂体的储备功能；④防止肿瘤的复发。垂体催乳素瘤的治疗首选多巴胺受体激动剂类药物如溴隐亭、卡麦角林，不仅能使血清 PRL 水平迅速下降、垂体肿瘤缩小还能恢复月经和生殖功能。

（一）药物治疗

首选溴隐亭（BRC）治疗。溴隐亭是一种半人工合成的麦角生物碱的衍生物，为多巴胺受体激动剂，能有效抑制 PRL 的分泌，并能部分抑制 GH 的释放，可缩小肿瘤、减轻头痛、改善视野缺损。所有垂体催乳素微腺瘤、大/巨大腺瘤患者及其他原因引起的高 PRL 血症均可使用溴隐亭治疗。女性患者服药 2 周后溢乳可减少，服药约 2 个月左右可恢复正常月经，并且可以排卵及受孕；男性患者服药 3 个月后血睾酮浓度增加，1 年内恢复正常，精子数目增多。其不良反应较轻，有恶心、呕吐、乏力、体位性低血压等，为安全考虑，妊娠期宜停止应用。停药后血清 PRL 水平会渐升高，肿瘤又增大或再现。妊娠后垂体催乳素瘤会增大，需注意视交叉压迫或海绵窦压迫。

服用方法：溴隐亭初始剂量 0.625～1.25mg/d，建议晚上睡前跟点心一起口服。每周间隔增加 1.25mg 直至达到 5mg/d 或 7.5mg/d。通过缓慢加量计划和睡前跟点心同服的方法来减少消化道不适和直立性低血压的不良反应。7.5mg/d 为有效治疗剂量。如果肿瘤体积和 PRL 水平控制不理想，则可以逐步加量至 15mg/d；不建议 15mg/d 以上的大剂量，可改为卡麦角林（CAB）治疗。

此外，多巴胺 D_2 受体激动剂培高利特和卡麦角林也对垂体 PRL 瘤有效。卡麦角林为长效新型多巴胺受体激动剂，药物不良反应相对较小，服用方法：初始每周 0.25～0.5mg，每月增加 0.25～0.5mg，直至 PRL 正常，很少需要超过每周 3mg。对比溴隐亭，卡麦角林服用更方便，患者的耐受性更好，故 CAB 治疗可用于溴隐亭疗效不满意或不能耐受者。

（二）手术治疗

外科治疗目的：①迅速缓解内分泌异常，血催乳素降至正常范围；②保留正常垂体功能；③尽可能减少肿瘤复发；④脑脊液漏修补术。

手术多采用经蝶窦路径。手术疗效通常与术者的经验及操作水平相关。需注意大腺瘤手术疗效不满意，多数不能彻底切除或短期内 PRL 水平开始增高，术后仍需多巴胺受体激动剂（DA）治疗或加用放射治疗。

（三）放射治疗

放射治疗包括外照射放疗（EBRT）和立体定向放射外科（SRS）治疗。仅用于 DA 治疗无效、不耐受，手术治疗后残余瘤和复发者，或一些侵袭性、恶性 PRL 瘤的患者选择。常有不同程度的下丘脑-垂体功能损害。未婚、未育、年龄较小的不宜首选。放疗仍在摸索经验中，应避免滥用。

第三章　肢端肥大症与巨人症

肢端肥大症与巨人症主要是由于垂体腺瘤持久的分泌过多生长激素引起的，占全部病例的 95%～98%。少数病例是由于垂体 GH 分泌细胞增生或异位 GH 分泌瘤、生长激素释放激素（GHRH）分泌瘤引起的。起病于骨骺闭合之前引起巨人症；在骨骺闭合之后发病导致肢端肥大症；起病于骨骺闭合前延续到骨骺关闭之后则为肢端肥大巨人症。

【诊断标准】

患病率约为 0.3/万～0.8/万，男女发病概率接近，可发生于任何年龄，好发年龄为 30～50 岁，平均诊断年龄为 40～50 岁。

（一）临床表现

多起病隐匿，起初并无明显自觉症状，待出现外貌改变、功能异常等症状后才寻求诊治。

GH 可使蛋白质合成增加、细胞增殖和分化加速，刺激组织增生，且由于 GH 受体广泛分布于皮肤及其附属器、皮下纤维组织、脂肪细胞、骨骼肌细胞、成骨细胞、血管内皮细胞、中层平滑肌细胞以及神经轴突的施万细胞，因此 GH 分泌增加可导致全身组织器官的肥大和广泛的心血管、呼吸、内分泌和代谢病变。

临床表现主要包括 GH 分泌过多引起的生物学效应及肿瘤压迫症状。

1. 垂体腺瘤压迫症状

因起病缓慢，发现时垂体肿瘤常为大腺瘤，会对周围组织产生压迫，引起头痛、视觉功能障碍、颅内压增高、垂体功能减低和垂体卒中。

2. GH 过度分泌

（1）容貌改变。巨人症常始于幼年，身体生长较同龄儿童明显高大，持续长高到性腺发育完全，骨骺闭合，身高可达 2 米或以上。若缺乏促性腺激素，性腺不发育，骨骺不闭合，GH 可持续加速长高。肢端肥大症有特征性外貌，如面容丑陋、鼻大唇厚、手足增大、皮肤增厚、多汗和皮脂腺分泌过多，随着病程延长更有头形变长、眉弓突出、前额斜长、下颚前突、有齿疏和反咬合、枕骨粗隆增大后突、前额和头皮多皱褶、桶状胸和驼背。

（2）胰岛素抵抗、糖耐量减低、糖尿病及其急性或慢性并发症。

（3）心脑血管系统受累。表现有高血压、心肌肥厚、心脏扩大、心律不齐、心功能减退、动脉粥样硬化、冠心病、脑梗死和脑出血等。

（4）呼吸系统受累。表现有舌肥大、语音低沉、通气障碍、喘鸣、打鼾和睡眠呼吸暂停、呼吸道感染等。

（5）骨关节受累。表现有滑膜组织和关节软骨增生、肥大性骨关节病、髋和膝关节功能受损等。

（6）女性闭经、泌乳、不育；男性性功能障碍。

（7）结肠息肉、结肠癌、甲状腺癌、肺癌等发生率可能增加。

（二）辅助检查

1. 实验室检查

（1）血清 GH 水平　正常垂体 GH 分泌呈脉冲式分泌，是随睡眠-觉醒周期呈昼夜节律性变化，且易受运动、应激以及代谢变化的影响。正常人一天中血清 GH 可波动在 $0.2\sim60\mu g/L$。空腹或随机血清 GH 水平 $<2.5\mu g/L$ 时可判断为 GH 正常；若 $\geqslant2.5\mu g/L$ 时需要进行口服葡萄糖耐量试验（OGTT）确定诊断，这一试验为临床确诊肢端肥大症和巨人症最常用的试验，亦为目前判断各种药物、手术及放疗疗效的重要依据。具体操作见本章内容后附。《中国肢端肥大症诊治指南》建议选用灵敏度 $\leqslant0.05\mu g/L$ 的 GH 检测方法。免疫荧光或免疫发光测定的灵敏度可达 $0.005\sim0.1\mu g/L$，准确度较高。

（2）血清胰岛素样生长因子-1（IGF-1）测定　GH 作用主要经 IGF-1 介导来完成。IGF-1 在血中与 IGF-1 结合蛋白结合，半衰期长，浓度较为稳定，可以反映测定前 24 小时分泌的 GH 的生物作用。绝大部分活动性肢端肥大症患者的血清 IGF-1 水平增高，是诊断本病的重要指标。但是 IGF-1 的正常范围受到性别、年龄、试剂盒和测定方法的影响，因此测定结果高于同年龄、同性别的正常人水平 2 个标准差以上时，则考虑 IGF-1 水平升高。另外血清中 99% 的 IGF-1 与胰岛素样生长因子（IGFBP）结合，血中 IGFBP 会干扰 IGF-1 的检测，所以在进行血清 IGF-1 检测时，对取血样品的保存及操作步骤全过程要严格按说明要求进行，以保证测定结果的准确性。

（3）腺垂体功能的评估　应进行 PRL、FSH、LH、TSH、ACTH 水平及其相应靶腺功能测定。如患者有显著的多尿、烦渴多饮等，要评估垂体后叶功能。

（4）其他检查　活动期血磷、尿钙、血清碱性磷酸酶增高，常伴糖耐量减退或糖尿病。发现低血糖或血钙显著增高，应考虑多发性内分泌腺瘤病 I 型（MEN-1）。

2. 影像学检查

（1）首选垂体 MRI 检查，在 MRI 有禁忌或没有 MRI 情况下建议行 CT 检查，主要评估肿瘤大小、外观和鞍旁受压程度。

（2）X 线平片检查可见全身骨骼过度生长。

（3）垂体外 GHRH 分泌瘤十分罕见，采用铟（^{111}In）或碘（^{123}I）标记的奥曲肽成像可有助于其诊断。

3. 视力视野检查

观察治疗前后视力、视野改变，同时作为治疗效果的评估指标之一。

4. 肢端肥大症并发症的诊断

肢端肥大症患者定性诊断后，应该进行血压、血脂、心电图、心脏彩超、呼吸睡眠功能的检测；并根据临床表现可以选择甲状腺超声、肠镜等检查。

【治疗原则】

应在对患者病情进行系统全面评估后，采取个体化的治疗方案，包括手术、放疗和药物治疗。治疗目标：①将血清 GH 水平控制到随机 GH $<2.5\mu g/L$，OGTT 中测 GH 谷值 $<1\mu g/L$；②使血清 IGF-1 水平下降至与年龄和性别相匹配的正常范围内；③消除或者缩小垂体肿瘤并防止其复发；④消除或减轻临床症状及合并症（特别是心脑血管、呼吸系统和代谢方面），并对合并症进行有效的监控；⑤尽可能地保留垂体内分泌功能，已有腺垂体功能减退的患者应做相应靶腺激素的替代治疗。手术治疗、放射治疗和药

物治疗都是达到上述治疗目标可以选择的方法，但各有利弊，要同时兼顾疗效的最大化及垂体功能的保护。

（一）手术治疗

手术切除肿瘤是垂体 GH 腺瘤患者的首选治疗方法。手术方法主要是经鼻蝶窦腺瘤切除术，开颅手术只在少数情况下采用。若腺瘤侵犯鞍旁组织，外科手术切除效果不理想，建议行部分切除手术，以改善其对后续药物治疗的反应。手术效果取决于手术者技术、肿瘤范围和大小及术前血 GH 水平。手术切除垂体瘤组织后，建议 12 周后监测 IGF-1 和随机 GH 水平，行口服葡萄糖 GH 抑制试验，明确生长激素的谷值是否超过 1µg/L。术后 12 周后推荐行影像学检查，观察有无残余肿瘤组织。术后可能的并发症有脑脊液鼻漏、出血、视力缺失、尿崩症、鼻炎、鼻窦炎等。手术治疗的禁忌证为侵袭性大腺瘤（相对禁忌）、手术区局部感染（相对禁忌）、严重凝血机制障碍或其他疾病不能耐受手术。

（二）药物治疗

用于术后疾病未缓解患者的辅助治疗；对于无法手术、不适合手术或不愿意手术者也可首选药物治疗。治疗用药主要包括生长抑素受体类似物（SSA）、多巴胺受体激动剂、GH 受体拮抗剂。

1. 生长抑素受体类似物

生长抑素对 GH 的分泌起抑制性的调节作用，同时还能抑制 GH 细胞的分化增殖，但其血浆半寿期仅有 3 分钟，故开发了人工合成的生长抑素受体类似物用于临床治疗。此类药物是药物治疗的首选用药，可降低血 GH 及 IGF-1 水平、抑制肿瘤生长和缩小瘤体、改善症状，同时也可改善心脏并发症和睡眠呼吸暂停。

目前临床可选用的此类药物有两种：奥曲肽和兰瑞肽。奥曲肽为人工合成的生成抑素八肽类似物，血浆半衰期达到 90 分钟，皮下注射的生物学作用可维持 8 小时。常用起始剂量为 50～100µg，皮下注射，每日 2～3 次，如 GH 水平未降到要求水平，可再逐渐将剂量增大，最大剂量可到每日 600µg。其长效制剂奥曲肽，每 28 天肌注 10～30mg。一般肌注 2～3 次后，血清 GH 可达到稳态。长效制剂疗效显著优于短效制剂，可更好地长期控制 GH 水平，且不增加不良反应。兰瑞肽较奥曲肽对 GH 有更高选择性抑制作用，不良反应小，且半衰期较长，每 10～14 天肌注一次，每次剂量为 30～90mg；兰瑞肽作用时间更久，可每 28 天注射一次。

应用此类药物，可使约 50%的患者 GH 水平下降至 2ng/ml（2µg/L）以下，50%～70%的患者肿瘤体积缩小（平均缩小 30%），同时头痛、睡眠呼吸暂停、心脏肥大、多汗、疲乏等临床症状也明显改善。常见不良反应为轻中度的注射部位反应和胃肠道症状；10%～20%患者注射局部出现不适，红斑或肿胀、疼痛和瘙痒；5%～15%患者有胃肠道症状，腹泻、腹痛、腹胀、恶心和呕吐等，但通常是一过性的。长期使用 SSA 可导致胆囊收缩障碍，胆汁排泄减慢，泥沙样变形成结石。SSA 还会抑制 TSH 的分泌，在外周抑制胰升糖素、胰岛素及多种胃肠激素的分泌，有可能引起相应的不良反应。

2. 多巴胺受体激动剂

该类药物是治疗肢端肥大症的唯一口服药物，且相对其他药物价格低。主要药物有溴隐亭和卡麦角林，溴隐亭疗效有限，卡麦角林疗效好一些，主要用于 GH 合并 PRL

分泌的混合性肿瘤；对于单纯 GH 分泌型肿瘤，可用于术后或放疗后辅助治疗；对于生长抑素受体类似物单药治疗效果不佳的患者也可联合此药进行治疗。

3. GH 受体拮抗剂

该类药物为 GH 类似物，通过阻断 GH 受体二聚体形成，抑制受体激活，进而使肝脏和其他组织合成 IGF-1 减少，目前用于临床药物为培维索孟。临床研究显示，对于其他药物已用至最大剂量而 IGF-1 水平仍持续增高者，培维索孟可有效降低 IGF-1 水平，改善症状。该药可单独使用或与生长抑素受体类似物联合治疗，但尚需积累更多临床资料以指导治疗。同时该药不减少 GH 分泌，所以应监测 IGF-1 水平。约 25% 使用该药患者可出现肝功能异常，但多为暂时性，不需下调剂量。

4. 药物联合治疗

治疗时，如患者 GH 和 IGF-1 降至目标范围，可维持原剂量；如未达标，可加大剂量；若效果仍不佳，可联合使用两种作用机制不同的药物。

（三）放射治疗

目前放射治疗仅作为肢端肥大症的辅助治疗方案，用于手术和（或）药物未能控制肿瘤生长或未能使激素分泌减少者。治疗方法包括立体定向放射外科治疗（伽玛刀及 X 线刀）和质子束治疗。通常治疗多年后才显示疗效。定向放疗见效较快，但缺乏长期随访资料。主要不良反应为垂体功能减退，发生率为 30% 左右。

影响肢端肥大症预后的主要因素是并发症和诊断延误。GH 和 IGF-1 水平均与死亡率相关。GH 分泌瘤患者总体病死率是普通人群的 2～4 倍，50% 的患者寿命不到 50 岁，90% 的患者寿命小于 60 岁，平均寿命减少约 10 年。死亡的主要原因为心血管疾病、呼吸道疾病和恶性肿瘤。将血清 GH 水平控制到随机 GH<2.5μg/L、OGTT 的 GH 谷值<1μg/L 后，患者生存率与正常人群相似。

附　葡萄糖抑制生长激素试验

主要是通过用葡萄糖负荷后看血清 GH 水平是否被抑制到正常来判断。

方法：试验前一天晚餐后开始禁食（不禁水），当天禁早餐，事先放置含肝素抗凝的静脉导管 1 小时后开始试验。于口服无水葡萄糖 75g 或 100g 前 30 分钟、0 分钟及服糖后 30 分钟、60 分钟、90 分钟和 120 分钟，分别抽血测血糖和血清 GH，亦可至 3 小时。

结果解释：GH 瘤细胞分泌具有自主性，肢端肥大症与巨人症患者 GH 不受抑制。检测血糖是为了判断糖负荷是否达到要求，如果血糖峰值超过空腹值的 50%，说明已达到糖负荷要求，此时若 GH 谷值水平<1μg/L，可判断为 GH 被正常抑制，基本排除肢端肥大症或巨人症。已确诊糖尿病的患者可用 75g 馒头餐或进餐替代 OGTT，只要血糖升高达到要求，试验即合格。

第四章 中枢性尿崩症

中枢性尿崩症是由于多种原因影响了抗利尿激素（ADH）的合成、转运、储存及释放，导致尿液浓缩障碍，并引起以多尿、烦渴、多饮、低比重尿和低渗尿为特征的一组综合征。中枢性尿崩症患者的血浆 ADH 水平降低，应用外源性 ADH 治疗有效。病因有损害下丘脑-神经垂体的肿瘤、创伤、感染、浸润性病变、自身免疫病和遗传病变等；病因不明确者称特发性（原发性）中枢性尿崩症，约占 30%。

【诊断标准】

（一）临床表现

烦渴、多饮（喜冷饮）、低比重低渗性多尿，日夜尿量相近，一般每日尿量>4L，尿量更多可达 20L。尿色淡如清水，血渗透压正常或稍高。因频繁排尿、饮水而影响日常生活，同时造成疲乏、烦躁、食欲缺乏、学习和工作效率下降。如伴渴感中枢障碍则口渴感消失；或意识不清不能饮水者，可出现严重脱水、高钠血症，表现为皮肤黏膜干燥、体重减轻、虚弱、发热、谵妄、精神症状等，甚至危及生命。

（二）辅助检查

1. 实验室检查

自由饮水时，尿比重<1.005，尿渗透压通常<300mOsm/L（正常为 600～800mOsm/L），严重者<60～70mOsm/L，尿渗透压低于血渗透压，血渗透压正常或稍高（正常为 290～310mOsm/L），血钠正常或增高。正常人随意饮水时血浆中的精氨酸升压素（AVP）浓度为 2.3～7.4pmol/L（RIA 法），中枢性尿崩症患者血浆 AVP 水平低于正常人，禁水后不增加或增加不多。AVP 抗体和抗 AVP 细胞抗体测定，有助于特发性尿崩症的诊断。

2. 禁水-加压素联合试验

此联合试验为临床最常用的诊断试验（见后附），禁水试验可鉴别多尿患者有无尿崩症，加压素试验在于鉴别中枢性尿崩症（抗利尿激素缺乏性）和肾性尿崩症（抗利尿激素不反应性）。完全性尿崩症与部分性尿崩症的鉴别见表 4-1。

表 4-1 完全性尿崩症与部分性尿崩症的鉴别

	完全性尿崩症	部分性尿崩症
症状严重程度	较重	较轻
每日尿量	多为>5L	多为 2.5～5L
尿比重	多为 1.001～1.005	可达 1.010～1.014
禁水后反应	尿量无明显减少，尿比重无明显增加，最大渗透压不超过血浆渗透压，血浆渗透压>295mOsm/L（可超过 305mOsm/L）	尿量可减少，尿比重可增加，最大尿渗透压可超过血浆渗透压（一般<1.5），血浆渗透压低于完全性尿崩症
注射加压素后反应	尿量显著减少，尿比重明显上升，尿渗透压增高 50%以上	尿量进一步减少，尿比重继续增加，尿渗透压增高 10%～50%

3. 影像学检查

尿崩症的诊断确定后，需尽可能明确病因，排除鞍区占位首选 MRI 检查。与中枢性尿崩症有关的表现有垂体容积变小、垂体柄变粗、垂体柄中断、垂体饱满、神经垂体高信号消失，其中神经垂体高信号消失是中枢性尿崩症 MRI 的特征性表现。

【治疗原则】

宜低盐饮食，限制高渗饮料、高蛋白摄入，保持摄入水量与尿量平衡。轻症患者仅需多饮水。如长期多尿（每日尿量＞4L）可造成肾损害，需药物治疗。

（一）药物治疗

1. ADH 替代疗法

（1）去氨加压素（DDAVP）　DDAVP 为人工合成的加压素类似物，其抗利尿作用为 AVP 的 3 倍，而血管加压作用仅为 AVP 的 1/400，且抗利尿作用强而持久，为目前治疗尿崩症的首选药物。

①口服片剂：弥凝（商品名，0.1mg/片），是目前最理想的抗利尿剂。初始剂量可以从每天 0.1mg 开始，并逐步调整剂量，应注意防止药物过量引起水中毒。多数患者口服 0.1～0.2mg，可维持 8～12 小时的抗利尿作用。部分患者也可睡前服药一次，以控制夜间排尿和饮水次数。

②喷雾制剂：经鼻给药 10～20μg（儿童患者每次 5μg），每日 2 次，可明显控制多尿多饮症状。

③肌内注射制剂：每次 1～4μg（儿童患者每次 0.2～1μg），每日 1～2 次。用药过量会引起水潴留和低钠血症。

（2）鞣酸加压素油剂（长效尿崩停）　首次 0.1～0.2ml（5U/ml），深部肌内注射，以后观察逐日尿量，以了解药物奏效程度及作用持续时间，从而调整剂量及间隔时间。一般注射 0.2～0.5ml，疗效可维持 3～4 天。长期应用 2 年左右因产生抗体而减效，慎防用量过大导致水中毒。

2. 其他抗利尿药物

某些口服的非激素制剂可能对具有残存 ADH 释放功能的尿崩症患者有疗效，主要有氢氯噻嗪、氯磺丙脲和卡马西平。氢氯噻嗪，25mg，每日 3 次，该药可降低肾小球滤过率，导致近曲小管水、钠重吸收增加，能使尿量减少 50% 左右，需适当补充钾盐；氯磺丙脲，100mg，每日 1～2 次，可提高肾脏集合管对 AVP 的敏感性，但因易引起低血糖，已很少使用；卡马西平，200mg，每日 2～3 次，小剂量开始，需注意药物不良反应（肝损害、白血病降低、乏力、眩晕等）。可单独或联合使用，效果不及弥凝，并有较多不良反应，目前较少使用。

（二）病因治疗

对因肿瘤等原因引起者，治疗原发疾病。

附　禁水-加压素联合试验

试验方法：排空膀胱后，记录体重、血压、脉率及一般情况，并在试验过程中继续观察。禁水时间视患者多尿程度而定，一般为 6～16 小时不等。禁水开始后每小时排尿 1 次，测尿量、尿比重及渗透压。如患者排尿较多，当连续 2 次尿量和尿比重变化不大而体重下降 3%～5%或血压下降明显，或连续两次尿渗透压差＜30mOsm/L，而继续禁水尿渗透压不再上升，即"平台期"时，显示内源性抗利尿激素已达最大值，抽血测血浆渗透压，然后皮下注射加压素 5U，注射后 1 小时和 2 小时测尿渗透压，对比注射前后的尿渗透压。

结果解释：一方面，正常人禁水后尿量明显减少，尿比重超过 1.020，尿渗透压超过 800mOsm/L，血浆渗透压无明显上升，不出现明显失水。精神性多饮、多尿者与正常人相似。尿崩症患者禁水后尿量仍多，尿比重无明显增加，最大尿渗透压一般不超过血浆渗透压，体重下降可＞3%，严重者可出现血压下降、脉数、烦躁不安等。另一方面，注射加压素后，正常人尿渗透压一般不升高，仅少数人稍升高，但不超过 5%。尿崩症患者注射加压素后，尿渗透压较注射前增加至少 10%以上（程度越重，增加的百分比越多）；肾性尿崩症者在禁水后尿液不能浓缩，注射加压素后仍无反应。

本试验简单、可靠，但必须在严密监测观察下进行，以免在禁水过程中出现严重脱水。如患者排尿多、体重下降 3%～5%或血压明显下降，应立即停止试验，让患者饮水。

第五章　甲状腺功能亢进症

　　凡循环血中甲状腺激素过多，引起以神经、循环、消化等系统兴奋性增高或代谢亢进为主要表现的一组临床综合征统称为甲状腺毒症。甲状腺功能亢进症（甲亢）是甲状腺毒症最主要的原因。亚临床甲亢指无症状或症状轻微，血中甲状腺激素水平正常，仅 TSH 水平低于正常范围的状态。

【分类与病因】

　　毒性弥漫性甲状腺肿（Graves 病，GD）是甲亢最主要的病因，占 80%以上。甲状腺毒症的分类与发病机制见表 5－1。

表 5－1　甲状腺毒症的分类与发病机制

类别	分型	疾病名称	发病机制
甲状腺功能亢进	甲状腺性	弥漫性甲状腺肿伴甲亢（Graves 病）	自身免疫——促甲状腺激素受体刺激性抗体（TSAb），是促甲状腺激素受体抗体（TRAb）的一种
		多结节性甲状腺肿（结节性甲状腺肿伴功能亢进）	甲状腺自主过度合成、分泌甲状腺激素
		甲状腺高功能腺瘤（甲状腺腺瘤伴功能亢进）	甲状腺腺瘤自主过度合成、分泌甲状腺激素
		甲状腺癌所致甲亢	少见；癌自主合成、分泌甲状腺激素
	垂体性	垂体 TSH 腺瘤	垂体 TSH 细胞腺瘤自主过度合成、分泌 TSH 刺激甲状腺
		垂体甲状腺激素抵抗综合征	TSH 细胞对甲状腺激素抑制反应减弱或无反应致 TSH 过度生成
	其他	异源性 TSH 分泌综合征	甲状腺以外肿瘤异源分泌 TSH 刺激甲状腺（肺癌、绒毛膜上皮癌、葡萄胎等）
		卵巢甲状腺肿	异位于卵巢的甲状腺组织过度合成、分泌甲状腺激素
		碘甲亢	过多碘（药物、食物等）进入体内致甲状腺激素过度合成
		外源甲状腺激素所致甲亢	过多摄入外源甲状腺激素
破坏性甲状腺毒症（无功能亢进）	各种类型甲状腺炎	慢性淋巴细胞性甲状腺炎	自身免疫致甲状腺滤泡细胞损伤，甲状腺激素释放入血；部分患者为疾病的某一阶段表现
		亚急性肉芽肿性甲状腺炎	病毒攻击所致甲状腺滤泡细胞损伤，甲状腺激素释放入血
		亚急性淋巴细胞性甲状腺炎（无痛性甲状腺炎）	自身免疫（产后多见）、药物（如干扰素、碘等）致甲状腺滤泡细胞损伤，甲状腺激素释放入血

【诊断标准】

（一）临床表现

甲状腺毒症及 Graves 病的临床表现见表 5－2。

表 5-2 甲状腺毒症及 Graves 症状与体征

疾病名称	临床表现
甲状腺毒症	高代谢综合征：怕热、多汗、低热、体重减轻、甚至恶病质
	精神神经系统：焦虑，易激动，失眠甚至嗜睡；偏执，精神分裂症或淡漠、抑郁；腱反射活跃，舌、手指及闭睑细震颤
	心血管系统：心悸、心动过速（安静心率常≥100/分）、脉压增宽、室上性心律失常甚至心房颤动；偶尔缓慢心律失常。心脏病变严重称甲亢心脏病（心脏扩大、心力衰竭、严重心律紊乱）
	消化系统：多食、易饥，腹泻，重者脂肪泻；肝功能异常，偶肝大、黄疸；中老年容易食欲减退，厌食、呕吐
	肌肉/骨骼系统：近端肌群无力甚至肌肉萎缩（甲状腺毒症肌病）、骨质疏松（尤其绝经后妇女）；少数合并重症肌无力、低血钾性周期性麻痹、高钙血症
	甲状腺：视不同病因存在程度不一的弥漫性或结节性肿大；部分伴有震颤及血管杂音；少数（特别是无痛性甲状腺炎）可无肿大
	其他：生育能力下降，女性月经紊乱，流产、早产；男性阳痿，乳腺发育；贫血，白细胞或血小板降低；Graves 病可合并血小板减少性紫癜
Graves 病	甲状腺弥漫肿大、浸润性突眼、浸润性皮肤病变（如胫骨前黏液水肿）及肢端病变（如类杵状指<趾>）四项中一项或多项。其中浸润性突眼表现为畏光、流泪、眼痛、眼部水肿、眼肌麻痹（斜/复视等），重则失明；非浸润性突眼表现为无眼球后、眼肌及视神经受累，可无症状，眼症阳性

（二）辅助检查

1. 甲状腺激素水平增高

检测 T_3、T_4、FT_3、FT_4、总三碘甲状腺原氨酸（TT_3）、总甲状腺素（TT_4）水平。TT_3/FT_3 和（或）TT_4/FT_4 升高，甲亢时 TT_3/FT_3 升高更明显；破坏性甲状腺毒症时，以 T_4 升高为主。因此，T_3/T_4 的比值可以帮助鉴别 GD 与甲状腺炎导致的甲状腺毒症：在 GD 和毒性结节性甲状腺肿中，$T_3/T_4 > 20$；而在无痛性甲状腺炎和产后甲状腺炎中则比值小于 20；T_3 型或 T_4 型甲亢单项升高。需注意甲状腺素结合球蛋白（TBG）变化对 TT_3 和 TT_4 的影响，如妊娠（妊娠期应提高至正常参考范围的 1.5 倍）、口服避孕药、病毒性肝炎等情况存在时可升高；而低蛋白血症、雄激素、糖皮质激素、严重肝病等则可降低。

2. TSH 降低

敏感促甲状腺激素（sTSH）或超敏促甲状腺激素（uTSH）方法测定的 TSH 降低（多低于 0.1mIU/L），是先于 T_3 升高的更敏感指标。注意垂体甲亢 TSH 正常或升高。

3. 甲状腺自身抗体测定

GD 时 80%～100%促甲状腺激素受体自身抗体（TRAb）阳性，随治疗阴转，作为治疗效果评价、停药时机确定及预测复发的最重要指标。抗甲状腺球蛋白抗体（TGAb）及抗甲状腺过氧化物酶自身抗体（TPOAb）在 GD 时可呈弱阳性，持续强阳性者可能与自身免疫性甲状腺炎并存。以上抗体均通过胎盘，母亲存在高滴度 TRAb 可致胎儿或新生儿甲亢。

4. 甲状腺 ^{131}I 摄取率检查

由于甲状腺激素测定的普遍开展及 TSH 检测敏感性的提高，甲状腺 ^{131}I 摄取率已不作为甲亢诊断的常规指标，T_3 抑制试验也基本被摒弃，但其作为 ^{131}I 治疗剂量估算依据及甲状腺毒症病因仍有鉴别意义。甲亢吸碘率增高并伴高峰前移；碘甲亢、甲状腺炎等摄碘率降低；妊娠、哺乳期禁用。

5. 影像学检查

超声、放射性核素、眶部 CT、X 线检查等可分别观察甲状腺及其邻近器官的情况以及眼眶或球后病变。对伴有实性结节者核素扫描有助于了解病变性质。

6. 甲状腺细针穿刺细胞学（FNAC）检查

有助于明确病因诊断困难者及甲状腺结节良、恶性鉴别的手段。

7. 肝功能及血细胞测定

丙氨酸转氨酶（ALT）、胆红素、碱性磷酸酶（ALP）等可升高，白细胞、血小板、血红蛋白可降低。

（三）鉴别诊断

（1）单纯性甲状腺肿　甲状腺呈弥漫或结节性肿大，甲状腺功能基本正常。

（2）亚急性甲状腺炎　典型者常有发热，颈部疼痛，多为自限性。早期血中甲状腺激素水平升高，而 ^{131}I 摄取率明显降低（即血清甲状腺激素升高与 ^{131}I 摄取率降低的分离现象）。在甲状腺毒症期过后可有一过性甲状腺功能减退，然后甲状腺功能恢复正常。

（3）安静型甲状腺炎　安静型甲状腺炎是自身免疫性甲状腺炎的一个亚型，大部分患者要经历一个由甲状腺毒症至甲减的过程，然后甲状腺功能恢复正常，甲状腺肿大不伴疼痛。

（4）慢性淋巴细胞性甲状腺炎（桥本甲状腺炎）　患者虽临床上有甲状腺毒症表现，且甲状腺激素水平升高，但 ^{131}I 摄取率降低，甲状腺毒症通常在短期内消失，甲状腺细针穿刺活检呈典型桥本甲状腺炎改变。

（5）神经官能症　可有心悸、多汗、怕热、肌肉粗大震颤等，但无突眼，甲状腺功能正常。

（6）其他　老年甲亢需与其他类型心脏病、结核、恶性肿瘤、抑郁症、精神异常等鉴别；对无其他原因可解释的快速心房纤颤应除外本病；突眼尤单侧者应与眶内肿瘤鉴别。

【治疗原则】

（一）抗甲状腺药物（ATD）

ATD 治疗 GD 的缓解率为 30%～70% 不等（平均 50%），复发率高，疗程长。目前常用丙基硫氧嘧啶（PTU）及甲巯咪唑（他巴唑，MMI）两类，其作用均阻断甲状腺激素合成、抑制甲状腺自身免疫过程；大剂量 PTU 还抑制外周组织 T_4 向 T_3 转变。

1. 剂量与疗程

目前临床各指南推荐首选 MMI 而非 PTU，但在妊娠早期（前 3 个月内）及甲亢危象需首选 PTU。推荐根据治疗前的 FT_4 水平粗略确定 MMI 的起始剂量：FT_4 为正常上限的 1～1.5 倍，MMI 5～10mg/d；FT_4 为正常上限的 1.5～2 倍，MMI 10～20mg/d；FT_4 为正常上限的 2～3 倍，MMI 30～40mg/d。PTU 150～450mg/d（分 3～4 次口服），根据甲亢的严重程度选择合适的剂量。症状明显改善，T_3、T_4 正常后逐渐减量至停用。总疗程为 1～1.5 年。治疗中发生甲减、突眼或甲状腺肿加重，可酌情减少 ATD 剂量，必要时推荐合用 L-T_4；但是妊娠期不适宜两药并用。妊娠早期首选 PTU，初始剂量因人而异，以最低有效剂量为宜。

2. 不良反应

一般 PTU 的毒性反应和不良反应与剂量无关，而 MMI 是剂量依赖性的。基线水平时，中性粒细胞计数 $<1\times10^9/L$ 或肝转氨酶升高大于正常高限的 5 倍是选用抗甲状腺药物治疗的禁忌证。

（1）白细胞减少及粒细胞缺乏　GD 行抗甲状腺药物治疗前，建议所有患者应监测基线血细胞计数。初始治疗每 1~2 周复查白细胞总数及分类，如白细胞 $<4.0\times10^9/L$ 应减少药物剂量，同时加用升高白细胞药物，并增加监测频率；白细胞 $<3.0\times10^9/L$，中性粒细胞 $<1.5\times10^9/L$ 时应立即停药；并采取相应措施，粒细胞缺乏时需紧急救治，特别要应用粒细胞集落刺激因子等。

（2）药物性皮疹　同时应用抗过敏药物仍不能缓解的轻症可在密切观察下试用另外一种 ATD，但是 PTU 与 MMI 之间有时存在交叉过敏反应。

（3）肝脏功能受损　一般 PTU 引起肝细胞损伤甚至肝衰竭；MMI 主要引起胆汁淤积；初始治疗每 2~4 周复查肝脏功能（ALT、ALP、胆红素等）；以后 1~2 个月监测之；用药后肝脏指标上升者，酌情给予保肝药物，必要时减量或停药观察。

（4）抗中性粒细胞胞质抗体（ANCA）相关小血管炎　主要与 PTU 有关；可引起多系统血管炎损伤，其中肺、肾最常受累；引起发热、关节痛、血尿、咳血、蛋白尿甚至肾功能衰竭等；有条件者使用 PTU 前应检测 ANCA，并于治疗过程中监测胸部 X 线、尿常规肾脏功能及 ANCA；对怀疑病例应立即停用 PTU，并由专科医师处理 ANCA 相关小血管炎。

3. 用药须知

（1）初始治疗前应获取基线白细胞及其分类计数、肝脏功能等指标，以备治疗后比较。

（2）ATD 应用期间出现发热、咽痛等，应立即检测血白细胞及其分类计数，以除外粒细胞缺乏症。

（3）严重不良反应者禁忌，换用另一种抗甲状腺药物。

4. 停药指征

临床症状消失，甲状腺缩小，杂音消失；TT_3/FT_3、TT_4/FT_4 及 TSH 正常，疗程已达 1 年以上，维持剂量很小，TRAb 阴性。停用抗甲状腺药物前测定 TRAb 水平，有助于预测该患者是否能停药，TRAb 水平正常预示更大的缓解可能。如减量病情反复应适当延长治疗时间。

（二）肾上腺素 β 受体阻滞剂

β 受体阻滞剂推荐应用于所有有症状的甲状腺毒症患者，尤其是老年患者及静息心率高于 90 次/分，或同时合并有心脏疾病的甲亢患者。大剂量 β 受体阻滞剂抑制外周组织 T_4 向 T_3 转变。无禁忌证者，非选择性 β 受体阻滞剂（如普萘洛尔 30~80mg/d，分次服用）阻断儿茶酚胺作用，改善交感神经兴奋症状；选择性 $β_1$ 受体阻滞剂可阻断甲状腺素对心肌的直接作用。合并支气管哮喘的患者忌用普萘洛尔；妊娠和哺乳期间则首选普萘洛尔而避免阿替洛尔。

（三）手术

切除抗体生成场所，减少功能性甲状腺组织。注意选择适应证，并做好手术前准备及手术并发症处理。

（四）放射性碘（^{131}I）

选择性破坏甲状腺组织，减少功能甲状腺组织及抗体生成。治愈率高，但是术后甲减发生率逐年上升。妊娠、哺乳期禁用。治疗后半年至 1 年避免妊娠。同样地，需注意选择适应证、治疗前准备及并发症处理。对老年、症状显著、有心脏病及其倾向或其他严重疾病者以及甲状腺激素水平超过正常上限 2～3 倍者，应考虑治疗前的抗甲状腺药物预治疗，如应用 MMI 至 ^{131}I 治疗前 2～3 天停药；对于临床代偿情况较好的中青年患者，则可以选择直接 ^{131}I 治疗，不需使用 MMI 做预治疗。

哺乳期妇女应在停止哺乳至少 6 周后再行 ^{131}I 治疗，使 ^{131}I 不会贮存在乳腺组织内；停止哺乳延长至 3 个月更有助于乳腺内活性增高的钠碘转运体恢复正常；^{131}I 治疗后不宜再进行哺乳。育龄期女性在接受 ^{131}I 治疗前 48 小时需要行妊娠试验，结果确定为阴性的患者才可接受治疗。

（五）亚临床甲亢治疗指征

TSH 持续<0.1mU/L 的所有以下患者应给予相应的抗甲状腺治疗：65 岁以上，无论有无心血管相关危险因素或并发症；65 岁以下者，有心血管相关危险因素或并发症。TSH 持续在 0.1～0.39mU/L，65 岁以上者，存在心血管相关危险因素或并发症者应考虑治疗。

第六章　甲状腺危象

甲状腺危象也称甲亢危象，为甲亢未控制或未经治疗，在各种不利诱因及应激情况下导致的病情急剧加重甚至危及生命的严重并发症。其病死率高达 20% 以上。

感染（上呼吸道感染最多见，其他包括胃肠道、泌尿道感染及皮肤感染等）、应激（包括精神高度紧张、压力过大）、创伤、过度劳累、高温等，以及合并严重全身疾病、术前准备不充分、中断治疗、妊娠、产科意外、放射碘治疗后等都是甲状腺危象的诱因。各年龄组均可发病，老年人更多见。

本病确切原因尚未完全阐明。各种诱因致循环血中甲状腺激素特别是游离甲状腺激素骤增，机体对甲状腺激素适应能力减弱，肾上腺素能活性增加致儿茶酚胺作用增强，以及甲状腺激素清除减少等多方面因素均对发病造成影响。

【诊断标准】

1. 临床表现

临床特征为原有甲亢症状的急骤加重和恶化，多发生于较重甲亢或治疗不充分的患者。临床表现有：高热或过高热，T≥39℃；大汗；心动过速（心率≥140 次/分），易伴心房纤颤或扑动；恶心、呕吐、腹痛、腹泻、失水；烦躁不安、谵妄、偶有精神病样发作；严重者可有心衰、休克甚至昏迷。少数患者呈"淡漠型"表现，如低热、心动过缓、淡漠、嗜睡、反射减低、木僵、昏迷甚至死亡。

2. 辅助检查

实验室检查无特异性提示。甲亢危象的诊断主要靠临床表现综合判断。

【治疗原则】

根据临床表现综合判断，对临床高度疑似本症及有危象前兆者应按甲亢危象处理，且不必等待检验结果。

（1）去除诱因　积极控制感染等，并做好充分术前准备。

（2）一般治疗　给氧；保证足够热量、维生素及液体补充，每日补充液体 3000～6000ml，纠正脱水及电解质紊乱；有高热者积极降温，必要时进行人工冬眠；有心衰者使用洋地黄和利尿剂；监测及保护重要脏器功能。

（3）抑制甲状腺激素合成　首选 PTU，首剂 600mg，口服或经胃管注入，随后 200mg，每 8 小时一次；或 MMI，首剂 60mg，口服，继之 20mg，每 8 小时一次。症状缓解后逐渐减至常规剂量。

（4）减少甲状腺激素释放与降低循环甲状腺激素水平　服用 PTU 1～2 小时后使用碘剂（复方碘溶液），首剂 30～60 滴，以后 5～10 滴，每 6～8 小时一次。对碘过敏的患者可改用碳酸锂，0.5～1.5g/d，分 3 次口服，连服数日。

（5）降低周围组织对甲状腺激素的反应，抑制 T_4 向 T_3 转变　应用糖皮质激素如氢化可的松 50～100mg，每 6～8 小时静脉滴注 1 次；或地塞米松 2～5mg，每 6～8 小时静脉滴注 1 次。

（6）阻断儿茶酚胺作用　无禁忌证（如心脏功能不全、传导系统障碍、支气管哮喘等）者普萘洛尔 20～40mg，每 6 小时 1 次；拉贝洛尔等短效制剂更安全；大剂量 β 肾上腺素能受体阻滞剂有抑制 T_4 向 T_3 转变的作用。

（7）经上述治疗有效者，病情 1～2 天内明显改善，1 周内恢复，此后碘剂及糖皮质激素逐渐减量，直至停药。若上述常规治疗效果不满意，必要时可选用透析或血浆置换等措施以迅速降低血浆中甲状腺激素浓度。

第七章　甲状腺功能减退症

甲状腺功能减退症（以下简称甲减）是指不同原因引起的甲状腺激素合成、分泌或生物效应不足，并导致机体的代谢和身体的各个系统功能减退而引起的临床综合征，也是较多见的内分泌系统疾病。甲减的发病率有地区差异，碘缺乏地区的发病率明显高于碘供给充分地区。各个年龄均可发病，以女性居多。年龄大于 65 岁的人群中，显性甲减的患病率为 2%～5%。

【病因】

甲减的病因主要包括原发性、中枢性、一过性甲减及甲状腺激素抵抗综合征，其中 95% 以上的甲减为原发性甲减。

1. 原发性甲减

由于甲状腺本身病变致甲状腺激素合成、储存和分泌障碍所致的甲减，称为原发性甲减，也称为甲状腺性甲减，占甲减病因的 95% 以上。90% 以上的原发性甲减是由自身免疫、甲状腺手术和甲亢放射性碘治疗所致。

2. 中枢性甲减

由于下丘脑和垂体病变引起促甲状腺激素释放激素（TRH）或促甲状腺激素产生和分泌减少，导致甲状腺激素产生减少所致的甲减，称为中枢性甲减。其中由于下丘脑病变引起者称为三发性甲减，临床罕见，如鞍上肿瘤及先天性 TRH 缺乏等；由于垂体病变引起者称为继发性甲减，临床少见，如垂体肿瘤、希恩（Sheehan）综合征、非肿瘤性选择性 TSH 缺乏、卒中、垂体手术或放射治疗后、浸润性疾病等。中枢性甲减的常见原因是垂体外照射、垂体大腺瘤、颅咽管瘤及产后大出血。

3. 一过性甲减

功能正常的甲状腺经甲状腺激素治疗后停用甲状腺激素、毒性腺瘤术后或 Graves 病甲状腺次全切除术后、亚急性或病毒感染后甲状腺炎、产后甲状腺炎、Graves 病放射性碘治疗后可出现一过性甲减。

4. 甲状腺激素抵抗综合征

临床少见，截至 2017 年，世界文献报道的病例达 1000 余例。全身型甲状腺激素抵抗综合征和选择性外周组织对甲状腺激素抵抗综合征可表现为甲减。

【诊断标准】

（一）临床表现

1. 一般情况

甲减可影响全身各系统，临床表现多种多样，缺乏特异性，主要以代谢减低和交感神经兴奋性减低最为突出。病情轻的早期，甲减患者可以完全没有症状。典型患者乏力、怕冷、皮温低、少汗、表情呆滞、反应迟钝、动作迟缓、声音嘶哑、面色苍白、颜面和（或）眼睑浮肿、鼻翼宽大、唇厚舌大，皮肤角质层过度角化，皮肤组织黏多糖、透明质酸和硫酸软骨素明显增多，弹性纤维减少，引起浮肿。皮肤由于高胡萝卜素血症而呈现浅黄色，但巩膜无黄染，毛发生长缓慢，汗腺功能减低甚至萎缩。外周血管收缩，表现有皮肤苍白、发凉、干燥、粗厚、脱屑、缺乏弹性、毛囊角化、毛发稀疏脱落、眉毛外 1/3 脱落、指（趾）甲脆而增厚，手掌呈姜黄色。

2. 心血管系统

体检可发现患者心搏缓慢而弱、心音低钝、心脏扩大、心动过缓、胫前黏液性水肿、血压升高、脉压差减低；心肌假性肥大，心电图示低电压，窦性心动过缓；严重患者有心包积液，甚至出现胸腔及腹腔积液。由于心包积液发生缓慢，一般不发生心包填塞症状。

老年患者易出现胆固醇升高、血压升高、冠心病发病率高；由于代谢缓慢，心绞痛不常见，而且补充甲状腺激素后，容易诱发心绞痛。

3. 神经系统

由于代谢减低和交感兴奋性减低，患者记忆力减退，尤其近事遗忘十分显著，注意力不能集中，理解和计算能力减低；还可表现困倦、表情淡漠、嗜睡、反应迟钝、听力减退；一些长期未治疗的甲减，可表现为垂体增大。

4. 胃肠道系统

消化道平滑肌张力减弱，胃肠蠕动缓慢，排空时间延长，胃酸分泌减少。患者表现食欲减退，腹胀、恶心、胃酸分泌减少、肠蠕动减少、便秘等。

5. 肌肉关节

肌肉容积增加，收缩和松弛减慢，肌肉肥大触之较硬，压痛明显，血清肌酸磷酸激酶（CPK）、乳酸脱氢酶（LDH）和天冬氨酸转氨酶（AST）升高，同工酶测定证实主要来自横纹肌。关节非炎性黏性渗出，表现为关节疼痛、僵硬、肿胀、积液和假性痛风、滑膜囊积液。跟腱反射松弛时间延长。

6. 生长发育

甲状腺激素对生长激素有允许作用，甲状腺激素缺乏会影响生长激素的促生长作用。儿童甲减往往表现有生长迟缓，骨骺愈合慢，骨龄延迟；青少年甲减表现有性发育延迟，少数表现真性性早熟，病因不明。

7. 其他

女性表现为月经量多、经期延长、不易受孕，男性表现为性欲减低。部分患者由于催乳素增高，出现泌乳。性激素结合球蛋白缺乏使游离睾酮升高，可出现多毛。中枢性甲减伴性腺功能减退和肾上腺皮质功能减退时会有相应体征。

对轻度和中度甲减患者，体格检查时不能发现特异的阳性体征，长期严重的甲减患者才有一些体征，以甲状腺肿最为常见。慢性淋巴细胞性甲状腺炎的甲状腺肿常常质地韧，萎缩性甲状腺炎的甲状腺不肿大。

（二）一些特殊类型甲减的临床表现

1. 新生儿和儿童甲减

新生儿甲减表现：①神经系统发育障碍，患儿嗜睡，反应差，呆滞，不会认人，疼痛觉减少，少哭多睡，严重者可伴耳聋和便秘；②生长发育缓慢，1～2 岁后生长停滞，骨龄明显落后；③特殊面容，头大，颈短，面色苍白，虚肿，眼距宽，唇厚舌大而伸出，头发稀少、黄而干，哭声嘶哑而低，表情淡漠呆板，腹大有脐疝，步态不稳；

④代谢低减，吃奶差或拒奶，腹胀，体温低，心率缓慢。

幼儿甲减表现：生长发育迟缓、智力低下，对 2 岁后发病者的智商影响不如新生儿甲减的影响大。患儿少活动，出牙、学步和说话均比同龄儿童要晚。

儿童甲减表现：其症状常常不特异，临床上多数以甲状腺肿大来就诊。对甲状腺肿的儿童患者应常规检查甲状腺激素水平；对身材矮小、骨龄落后于实际年龄 2 岁以上的儿童，需常规测定甲状腺激素水平。青少年甲减常伴性发育迟缓，少数表现有真性性早熟。

儿童慢性淋巴细胞性甲状腺炎之甲状腺质地多数较软、弥漫性肿大，甲状腺自身抗体滴度不如成人慢性淋巴细胞性甲状腺炎高，儿童甲状腺自身抗体阳性有助于慢性淋巴细胞性甲状腺炎的诊断。

2. 老年甲减

老年甲减发病比较隐匿，症状常不典型，黏液性水肿和便秘常常是患者的主诉。另外，老年甲减的精神症状较为常见。查体甲状腺通常不大，质地多数偏韧。

（三）辅助检查

1. 血清甲状腺激素和 TSH 测定

临床甲减 TT_4 和 FT_4 水平减低，血清 TSH 增高；亚临床甲减血清 TSH 增高，TT_4 和 FT_4 水平正常；正常的 TSH 可以除外原发性甲减，但不能除外中枢性甲减，大约 25% 的中枢性甲减表现为 TSH 轻度增高（5～10mU/L）；全身型甲状腺激素抵抗综合征和选择性外周组织对甲状腺激素抵抗综合征 TT_4 和 FT_4 水平增高，TSH 正常或增高。

2. TRH 刺激试验和 TSH 刺激试验

TRH 可刺激垂体分泌 TSH，静脉注射 TRH 后血清 TSH 不增高者，提示为垂体性甲减；延迟增高者为下丘脑性甲减；血清 TSH 在增高的基值上进一步增高，则提示为原发性甲减。

TSH 可刺激甲状腺腺体释放甲状腺激素，原发性甲减患者对 TSH 没有反应或反应差，继发性甲减可以反应正常或者反应延缓。

3. 甲状腺自身抗体测定

TGAb 和 TPOAb 是甲状腺自身抗体。慢性淋巴细胞性甲状腺炎患者的 TPOAb 滴度很高。测定血清甲状腺自身抗体，有助于了解甲减病因，但并非诊断甲减的必要条件。

4. 其他

血红蛋白多为轻、中度正细胞正色素性贫血；血清三酰甘油、总胆固醇、低密度脂蛋白胆固醇（LDL-C）增高，高密度脂蛋白胆固醇（HDL-C）改变不显著；血清肌酸肌酶（CK）、LDH 增高，血尿酸增高。

心电图显示心动过缓，肢体导联低电压；X 线检查可见心脏向两侧增大，可伴心包积液和胸腔积液；儿童骨骺不愈合或愈合慢，X 线片显示骨龄延迟；部分原发性甲减患者蝶鞍增大，血清催乳素水平增高；鞍区 MRI 检查有助于中枢性甲减的病因诊断。

（四）诊断要点

甲减的诊断包括明确甲减症状、病变定位及查明病因三个步骤。甲状腺自身抗体测定、甲状腺疾病家族史、甲状腺手术、甲亢放射性碘治疗、垂体或颈部外照射治疗、垂体或下丘脑肿瘤手术、产后大出血病史、特殊用药及疾病史等有助于甲减的病因诊断。甲减病因诊断思路见图 7-1。

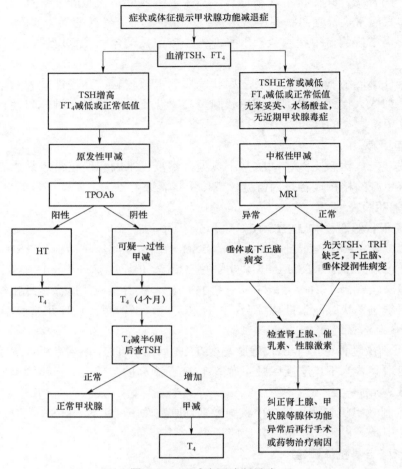

图 7-1　甲减病因诊断思路

【治疗原则】

1. 原发性甲减和中枢性甲减

需要替代治疗，一般需要终身服药。L-T_4 是最常用的替代药物。甲状腺片是动物甲状腺的干制剂，因其甲状腺激素含量不稳定和 T_3 含量过高，已很少使用。

治疗目标：临床甲减症状和体征消失，TSH、TT_4、FT_4 在正常范围。近年来有学者提出，应当将 TSH 上限控制在<2.5mU/L。中枢性甲减不能将 TSH 作为治疗目标，而应当把 TT_4、FT_4 达到正常范围作为治疗目标。

治疗剂量：治疗剂量取决于患者的病情、年龄、体重和个体差异。按照理想体重计算的剂量是 1.6～1.8μg/（kg·d），一般成年女性患者 L-T_4 替代剂量 75～112μg/d，成年男性患者 125～200μg/d。儿童需要较高的剂量，大约 2.0μg/（kg·d）；老年患者需要较低的剂量，大约 1.0μg/（kg·d）；妊娠时的替代剂量需要增加 30%～50%；甲状腺癌术后的患者需要剂量大约 2.2μg/（kg·d）。

服药方法：起始的剂量和达到完全替代剂量需要的时间要根据患者年龄、体重和心脏状态确定。小于 50 岁、既往无心脏病史患者可尽快达到完全替代剂量，50 岁以上患者服用 $L-T_4$ 前要常规检查心脏状态。一般从 $25\sim50\mu g/d$ 开始，每 $1\sim2$ 周增加 $25\mu g$，直到达到治疗目标。患缺血性心脏病者起始剂量宜小，调整剂量宜慢，防止诱发和加重心脏病。T_4 的半衰期是 7 天，可以每天早晨服药一次。

监测：治疗初期，每 6 周测定激素指标，然后根据检查结果调整 $L-T_4$ 剂量，直到达到治疗目标。在初始治疗 6 个月后，由于体内甲状腺激素水平的恢复增加了 T_4 的代谢清除，需要重新评估 $L-T_4$ 的剂量。治疗达标后，每 $6\sim12$ 个月复查一次激素指标。

2. 亚临床甲减

亚临床甲减引起的血脂异常可促进动脉粥样硬化的发生、发展，部分亚临床甲减发展为临床甲减。对于 TSH 处于 $4\sim10$mU/L，TPOAb 阳性的患者，密切观察 TSH 的变化。下述情况给予治疗：①高胆固醇血症；②血清 TSH＞10mU/L。

3. 妊娠与甲减

妊娠前已经诊断的甲减，调整 $L-T_4$ 剂量，使 TSH 达正常值范围再考虑怀孕；妊娠期间诊断的甲减，立即 $L-T_4$ 治疗，每 $2\sim4$ 周测定 TSH、FT_4、TT_4，根据结果调整 $L-T_4$ 剂量，使血清 TSH 尽快达到妊娠期正常值范围，达标的时间越早越好。

4. 筛查

妊娠期甲减的患病率为 2% 左右。有甲状腺疾病个人史和家族史，甲状腺肿、甲状腺手术切除和甲亢放射性碘治疗史者，自身免疫性疾病个人史和家族史，或有甲减症状的育龄妇女，建议孕前或怀孕后即刻化验甲状腺功能。甲减的妇女孕前 $L-T_4$ 治疗，也许是避免孕期出现甲减相关合并症最有效的干预措施。

甲减在老年女性中发病率高，且大多缺乏典型甲减临床表现。有学者建议，50 岁以上女性每 5 年化验血 TSH 水平；另有学者建议，合并下列情况之一的 60 岁以上人群需筛查本病：①甲状腺手术史；②甲亢放射性碘治疗史；③甲状腺疾病既往史；④自身免疫性疾病个人史和家族史。

新生儿甲减的发生率是 1/4000。新生儿出生 $3\sim5$ 天后测定足跟血是可靠的筛查方法，筛查过早会出现假阳性，过晚则会延误启动治疗的时机。

第八章　黏液性水肿昏迷

黏液性水肿昏迷也称甲状腺功能减退性昏迷，临床除表现有严重的甲减外，尚有低体温、昏迷或休克。本病发生率很低，但死亡率很高。黏液性水肿昏迷是甲状腺功能减退症患者未能得到及时诊治，病情发展的晚期阶段。

【诊断标准】

1. 临床表现

（1）诱因　多见病情严重的患者，多在冬季寒冷时发病，诱因为严重的全身性疾病、甲状腺激素替代治疗中断、寒冷、手术、麻醉和使用镇静药等。

（2）典型临床表现　除原有甲减表现外，还有：典型患者表现为嗜睡，低体温（<35℃）、呼吸徐缓、心动过缓、血压下降、四肢肌肉松弛、反射减弱或消失，甚至昏迷、休克、肾功能不全，危及生命。

2. 实验室检查

（1）甲状腺功能检测　TT_4、TT_3、FT_4、FT_3 水平明显减低，原发性甲减时 TSH升高。

（2）其他　血清钠、氯水平可低于正常，血钾可高于正常；低氧血症；呼吸性或混合性酸中毒。

【治疗原则】

（1）补充甲状腺激素。静脉给药是比较满意的首选方法，但国内较难获得甲状腺激素静脉制剂。如无注射剂可予片剂鼻饲，T_3 20～30μg，每 4～6 小时一次，以后每 6小时 5～15μg；或 L-T_4 首次 100～200μg，以后每日 50μg，至患者清醒后改为口服。若条件许可时则首选 T_3 静脉注射，每 4 小时 10μg，直至患者症状改善，清醒后改为口服；或 L-T_4 首次静脉注射 300μg，以后每日 50μg，至患者清醒后改为口服。

（2）保温，供氧，保持呼吸道通畅（必要时气管切开、机械通气）等。

（3）补充糖皮质激素，患者清醒后逐渐减量。

（4）根据需要补液，但入液量不宜过多。

（5）控制感染，治疗原发疾病。

第九章 亚急性甲状腺炎

亚急性甲状腺炎包括亚急性肉芽肿性甲状腺炎和亚急性淋巴细胞性甲状腺炎。本章讨论亚急性肉芽肿性甲状腺炎。

亚急性肉芽肿性甲状腺炎多见于中青年女性，发病有季节性（夏季为发病高峰），常为病毒感染后甲状腺组织破坏性损伤所致，主要表现为甲状腺区域特征性疼痛伴全身炎症反应，甲状腺功能多呈高、低、正常的动态改变。本病为自限性疾病，但有反复发作倾向。

【诊断标准】

（一）临床表现

1. 早期

（1）症状 起病急，常有病毒感染史或上呼吸道感染症状或体征，如发热、畏寒、疲乏无力、倦怠、食欲不振、肌肉疼痛、咽痛等。特征性的表现为甲状腺区域疼痛，可逐渐或突然发生，程度不等，常放射至同侧耳、咽喉、下颌角、颏、枕、胸背部等处，转颈、咀嚼或吞咽时疼痛加重。根据患者甲状腺功能不同，可以出现轻度高代谢症状如怕热、出汗、心悸等。

（2）体征 可见甲状腺肿大，触诊可及甲状腺结节，触痛明显，质地较韧，无震颤及杂音。可伴有颈部淋巴结肿大，心率多增快。

（3）实验室检查

①红细胞沉降率多＞50mm/h，多数伴有白细胞增高。

②甲状腺毒症期呈现血清 T_4、T_3 浓度升高、甲状腺摄碘率降低的双向分离现象。血清 T_3/T_4 比值常＜20。

（4）超声检查 甲状腺肿大，可见低回声结节，无血运增加。

2. 中期

（1）症状 上呼吸道感染症状消失，轻度高代谢症状缓解，部分患者可出现甲状腺功能减退症状如水肿、怕冷、便秘等；甲状腺区域疼痛减轻或消失，但部分患者可出现甲状腺另一叶肿痛。

（2）体征 肿大的甲状腺结节触痛减轻，可出现对侧甲状腺痛性结节。

（3）实验室检查 红细胞沉降率逐步降低到正常，白细胞逐渐恢复正常。血清 T_4、T_3 浓度回落到正常，甲减者 T_4、T_3 浓度降低，TSH 水平升高。

（4）超声检查 甲状腺结节回声趋于正常。

3. 恢复期

不适症状消失或表现为甲减状态；甲状腺痛性结节消失或遗留有小结节；甲状腺激素水平和甲状腺摄碘率恢复正常。有部分患者成为永久性甲状腺功能减退症。

（二）诊断要点

（1）发病前 1～3 周可有病毒感染史或上呼吸道感染。

（2）全身炎症反应，可伴有体温升高。

（3）甲状腺区域疼痛明显，向四周扩散。

（4）体征　甲状腺区域痛性结节。

（5）甲状腺功能变化　典型病例表现为甲状腺毒症阶段、甲减阶段、甲状腺功能恢复阶段。

（6）本病可复发或反复发作。

（三）鉴别诊断

本病需与急性化脓性甲状腺炎、结节性甲状腺肿出血、桥本甲状腺炎、无痛性甲状腺炎、甲状腺癌、甲亢相鉴别。

【治疗原则】

1. 一般治疗

症状轻者不需特殊处理；心悸者可以使用 β 受体阻滞剂。

2. 甲状腺区域疼痛明显者

使用乙酰水杨酸或非甾体抗炎剂或环氧酶-2 抑制剂，如吲哚美辛（消炎痛）25mg，每日 3 次，待疼痛缓解后减量，疼痛消失后停用。疼痛剧烈、体温持续升高或上述治疗无效者可用糖皮质激素，如泼尼松 20～40mg/d，维持 1～2 周，根据症状、体征及红细胞沉降率的变化缓慢减少剂量，总疗程 6～8 周以上。本病在激素治疗数小时后就可以取得明显效果，包括疼痛减轻、痛性结节体积缩小至消失、体温恢复正常。但是，部分患者在减量或停药的过程中病情可能出现反复，再次用药仍然有效。

3. 高代谢症状

一般不需使用抗甲亢治疗。休息、β 受体阻滞剂可缓解此病的一过性甲亢症状。

4. 甲减

部分患者可出现一过性或永久性甲减，可予以甲状腺激素替代治疗，同时监测甲状腺功能，调整药物剂量。

第十章　慢性淋巴细胞性甲状腺炎

慢性淋巴细胞性甲状腺炎包括两种临床类型，即甲状腺肿大的桥本甲状腺炎（HT）和甲状腺退变的萎缩性甲状腺炎。桥本甲状腺炎是自身免疫性甲状腺炎的一个最常见类型，中年女性多见。这里重点介绍 HT。

【病因】

HT 的发生是遗传和环境因素共同作用的结果。目前公认的病因是自身免疫，主要为甲状腺组织中有大量淋巴细胞，1 型辅助性 T 细胞（Th1）参与炎症损伤的过程。HT 可与其他自身免疫性疾病如恶性贫血、干燥综合征、慢性活动性肝炎、系统性红斑狼疮等并存。患者血清中出现针对甲状腺组织的特异性抗体（TGAb 或 TPOAb）和 TSH 受体抗体（TSAb/TSBAb）等。

【诊断标准】

（一）临床表现

1. 甲状腺肿大

起病隐匿，早期无症状，甲状腺呈弥漫性、分叶状或结节性肿大，质地硬韧（如橡皮样），与周围组织无粘连，多无压痛，甲状腺表面常不光滑。晚期肿大的甲状腺如压迫食管、气管，可出现相应症状。

2. 甲状腺功能

多数患者早期仅有甲状腺自身抗体阳性，甲状腺功能正常；以后发展为亚临床甲减；随病程延长，甲状腺组织破坏最终出现临床甲减。患者表现为怕冷、心动过缓、便秘甚至黏液性水肿等典型症状及体征，也有少数患者表现为甲状腺功能亢进状态或甲亢与甲减交替出现。

3. 其他

有文献报道该病合并甲状腺癌的概率略高于正常人。

（二）诊断要点

凡是弥漫性甲状腺肿大，质地较韧，特别是伴峡部锥体叶肿大，不论甲状腺功能有否改变，均应怀疑 HT。如血清 TPOAb 和 TGAb 阳性，诊断即可成立。FNAC 检查有确诊价值。伴临床甲减或亚临床甲减进一步支持诊断。

（1）多数在查体发现或以甲减症状就诊，少数有颈部压迫感。

（2）体征　甲状腺弥漫性肿大，质地较韧，特别是伴峡部肿大。

（3）甲状腺功能　可正常、减低，极少数出现甲亢或甲亢与甲减交替出现。

（4）血清 TGAb 和 TPOAb 滴度明显升高是本病的特征之一。

（5）超声检查　甲状腺肿大，弥漫性回声不均及出现网格样改变，可伴多发片状低回声区或呈大小不等的类结节。

（三）鉴别诊断

本病需与结节性甲状腺肿、甲状腺癌鉴别，多通过自身抗体检查及 FNAC 检查等明确诊断。由于 HT 与甲状腺淋巴瘤鉴别较为困难，甲状腺细针穿刺的流式细胞学检查有助于鉴别。

【治疗原则】

1. 随访

如果甲状腺功能正常，每半年到 1 年随访 1 次。主要检查甲状腺功能，必要时可行甲状腺超声检查。

2. 甲状腺功能异常的治疗

甲减者使用 L-T$_4$ 替代疗法。合并甲亢者需用抗甲状腺药物治疗，但抗甲状腺药物的剂量要小，监测要勤，以防出现严重的甲减。如为甲状腺毒症（一过性甲亢），则无需应用抗甲状腺药物治疗，治疗原则为密切监测甲状腺功能，对症治疗。

3. TPOAb 阳性孕妇的处理

必须保证甲状腺功能正常，应用 L-T$_4$ 治疗。妊娠期血清 TSH 的参考值范围：妊娠早期控制在 0.1～2.5mIU/L（1mIU=1mU）；妊娠中期控制在 0.2～3.0mIU/L，晚期控制在 0.3～3.0mIU/L 之间。

第十一章 单纯性甲状腺肿

单纯性甲状腺肿又称非毒性甲状腺肿或弥漫性甲状腺肿，其特征是甲状腺呈弥漫性肿大而甲状腺功能正常，且非肿瘤或炎性所致（主要与环境、遗传及先天缺陷有关）。腺体在代偿和增生过程中逐渐发展、产生一个或数个结节，称为结节性甲状腺肿。女性发病明显多于男性。

【病因】

根据流行情况，单纯性甲状腺肿分为地方性甲状腺肿和散发性甲状腺肿。地方性甲状腺肿是指由于地理环境缺碘而呈群体发病；散发性甲状腺肿可因遗传缺陷、自身免疫或食物因素引起，但很多散发性甲状腺肿并未发现明确原因。

【诊断标准】

（一）临床表现

（1）起病隐袭，缓慢进展。

（2）甲状腺肿　甲状腺呈均匀弥漫性肿大，左右两叶对称，甲状腺表面光滑，质地柔软，无压痛，与周围组织不粘连，不累及周围淋巴结。应用甲状腺激素抑制 TSH，可使肿大的甲状腺缩小。

非毒性/结节性甲状腺肿患者有长期单纯性甲状腺肿的病史，有早期甲状腺弥漫肿大，缓慢进展，数年后肿大加剧，并形成结节。多数患者早期无明显不适，甲状腺触诊呈结节状肿大，甲状腺肿大程度不一，多不对称。少数有邻近组织（如气管、食管、喉返神经、静脉等）压迫症状，位于胸骨后甲状腺可引起上腔静脉压迫综合征。

（二）辅助检查

甲状腺肿通常是在体格检查中得到诊断，医生临床查体可能会触及单个或多个散在结节。建议根据具体情况选择如下检查。

1. 甲状腺功能

所有甲状腺肿患者都应检测血清 TSH 水平。TSH 及血清 T_3、T_4 水平大多正常。一些单纯甲状腺肿患者 TSH 处于正常上限，可能反映甲状腺功能已经处于亚临床甲减。

2. 抗甲状腺过氧化物酶自身抗体或抗甲状腺球蛋白抗体

该检测指标结果呈阴性或低度阳性。

3. 甲状腺超声

本项检查可明确甲状腺形态、大小及结构，是否合并结节及结节的大小、数量、有无出血、钙化和囊性变，以及血流信号。

4. 甲状腺核素扫描

本项检查可了解甲状腺结节的功能状态及诊断胸骨后甲状腺。早期放射性核素分布均匀，晚期放射性分布不均匀。

5. CT 或 MRI 检查

该检查可了解甲状腺位置，明确其与邻近组织的关系，并可了解胸骨后甲状腺与颈部甲状腺的延续情况。

6. 细针穿刺活检

如有甲状腺肿块快速生长、疼痛或触痛等病史，甲状腺肿不对称、局部区域异常坚硬，或超声检出意义不明或有可疑声像特征的结节，行细针穿刺活检有助于明确诊断。

（三）鉴别诊断

甲状腺肿鉴别应从结构和功能两方面考虑。由于单纯甲状腺肿的异质性，常需要与各种原因引起的甲状腺肿大和功能异常鉴别。

1. 慢性淋巴细胞性甲状腺炎

与自身免疫及遗传有关。多见于中年女性。甲状腺双侧弥漫肿大，质地硬如橡皮，触诊表面不均匀，可有分叶或结节，不与周围组织粘连。甲状腺自身抗体强阳性，血清中可含有多种其他自身抗体。

2. 亚急性甲状腺炎和无痛性甲状腺炎

不仅有甲状腺肿，且有红细胞沉降率增快、发热、血白细胞增多等炎性指标增高表现。甲状腺功能测定表现为 T_3、T_4 增高，TSH 降低。甲状腺细胞学检查可明确诊断。

3. 未分化癌

多见于老年男性。结节质硬、表面不光滑、边界不清并迅速增大，局部疼痛，侵犯周围组织，甲状腺固定。常伴呼吸和吞咽困难、声音嘶哑等。早期淋巴结转移，也可血行转移到肺、骨骼等。恶性程度高。

4. 其他

还需与淋巴肉瘤、血管肉瘤、纤维肉瘤等鉴别。甲状腺肿也有因淀粉样变及肉芽肿引起。

【治疗原则】

（1）治疗方案取决于该病的病因和发展阶段。

（2）青春期轻度单纯性甲状腺肿，可以不予药物治疗，应多食含碘丰富食物。

（3）较年轻的单纯性甲状腺肿患者，为减轻其甲状腺肿，可考虑给予小剂量甲状腺激素抑制治疗。从小剂量开始，逐渐加量，疗程一般为 3~6 个月，可使甲状腺肿变小或小的新生结节消失，但多数结节难以消退。单纯甲状腺肿发展到晚期及有结节者，甲状腺激素治疗效果较差。

（4）对甲状腺肿过大妨碍工作和生活者，有明显压迫症状且药物治疗无效者，甲状腺肿出现多结节且有功能变化或可疑恶变者，有美容要求者均应手术治疗。

（5）对不能耐受手术或手术后复发的多结节性甲状腺肿患者可采用放射性碘治疗或热消融治疗。

第十二章　甲状腺结节

甲状腺结节（指各种原因导致甲状腺内出现一个或多个组织结构异常的团块）是一种常见的甲状腺疾病。根据病因分为结节性甲状腺肿、囊肿、炎症性结节、肿瘤性结节（良性肿瘤、恶性肿瘤）等。临床上，鉴别结节的性质最为重要。通常触诊获得的甲状腺结节患病率为 3%～7%，而高分辨率 B 超检查获得的甲状腺结节的患病率则高达 20%～76%。虽然甲状腺结节患病率很高，但其中甲状腺癌的患病率仅占 5%～15%，其余大部分为良性。

多种甲状腺疾病都可表现为甲状腺结节，见表 12－1。

表 12－1　甲状腺结节病因及组织学分类

1. 局灶性甲状腺炎

2. 结节性甲状腺肿

3. 甲状腺囊肿；甲状旁腺囊肿；甲状舌管囊肿

4. 术后残留甲状腺的增生或瘢痕形成

5. 良性腺瘤

    甲状旁腺腺瘤

6. 甲状腺恶性肿瘤

    乳头状癌

    滤泡性甲状腺癌

    甲状腺髓样癌

    未分化甲状腺癌

    转移癌

    甲状腺淋巴瘤

【诊断标准】

甲状腺结节中仅 5%～15%为恶性，而且良性和恶性结节临床处理不同，对患者生存质量的影响及带来的医疗花费也有显著差异。因此，甲状腺结节的评估要点是良、恶性鉴别，需结合病史、查体、家族史、实验室检查、超声等影像学检查及甲状腺细针穿刺抽吸活检（FNAB）等进行综合判定。

（一）临床表现

大多数甲状腺结节患者没有临床症状。合并甲状腺功能异常时，可出现相应的临床表现。部分患者由于结节压迫周围组织，出现声音嘶哑、呼吸/吞咽困难等压迫症状。

提示甲状腺结节为恶性病变可能性大的表现如下。

（1）童年期颈部放射线检查治疗史。

（2）有分化型甲状腺癌、甲状腺髓样癌或多发性内分泌腺瘤病 2 型（MEN-2）既往史或家族史。

（3）年龄小于 20 岁或大于 70 岁。

（4）男性。

（5）结节短期内明显增大和（或）出现局部压迫症状（包括持续性声音嘶哑、发音困难、吞咽困难和呼吸困难）。

（6）结节质地硬、形状不规则、固定。

（7）伴颈部淋巴结病理性肿大。

（二）辅助检查

1. 血清促甲状腺激素检测

所有甲状腺结节患者均应检测血清 TSH 水平。研究显示，甲状腺结节患者如伴有 TSH 水平低于正常，其结节为恶性的比例低于伴有 TSH 水平正常或升高者。

2. 血清甲状腺球蛋白（Tg）水平测定

多种甲状腺疾病都可导致血清 Tg 水平升高，故测定血清 Tg 对鉴别结节的良、恶性没有帮助。临床血清 Tg 水平测定主要用于分化较好甲状腺癌的手术效果及复发判断：甲状腺癌在行甲状腺全切或 ^{131}I 清除甲状腺及癌组织后，Tg 水平应在 5ng/ml（5μg/L）以下；若大于 10ng/ml（10μg/L），则提示存在转移灶或复发。

3. 血清降钙素（CT）水平测定

血清 CT 水平测定对髓样癌有诊断意义。大部分甲状腺髓样癌癌胚抗原也升高，但有时甲状腺其他恶性肿瘤也有升高表现。

4. 高分辨率超声检查

是评估甲状腺结节的首选方法，所有怀疑有甲状腺结节或已有甲状腺结节的患者都需行此项检查。高分辨率的超声检查可探及 3mm 以上结节。报告内容应包括结节的位置、形态、大小、数目、性质（实性或囊性），结节边缘状态、包膜、钙化、血供和颈部淋巴结情况。超声检查可协助鉴别甲状腺结节的良、恶性，提示恶性的超声特征：①实性低回声结节；②结节纵横比大于 1；③结节形态和边缘不规则；④微小钙化、针尖样弥散分布的钙化；⑤同时伴有颈部淋巴结超声影像异常，如淋巴结呈圆形、边界不规则或模糊、内部回声不均、出现钙化、皮髓质分界不清、淋巴门消失或囊性变等；⑥被膜侵犯。超声检查还可用于引导甲状腺细针穿刺活检、颈部淋巴结转移风险评估、甲状腺癌治疗后监测复发转移，以及良性结节患者的长期随访、监测等。

5. 甲状腺核素扫描及其他显像检查

对直径＞1cm 且伴有血清 TSH 降低的甲状腺结节，应行甲状腺 ^{131}I 或 ^{99m}Tc 核素显像，判断结节是否存在自主摄取功能（"热结节"）。"热结节"绝大部分为良性，一般不需 FNAB。

6. 甲状腺 MRI 和 CT 检查

在甲状腺结节发现和结节性质的判断方面，MRI 或 CT 不优于甲状腺超声。但在评估甲状腺结节与周围组织的关系，特别是用于发现胸骨后甲状腺肿上有特殊诊断价值。

7. 甲状腺细针穿刺抽吸活检

是术前鉴别结节良、恶性最可靠、最有价值的诊断方法。

FNAB 适应证：对于直径＞1cm 的甲状腺结节，超声检查有恶性征象者应考虑行穿刺活检。对于直径≤1cm 的甲状腺结节，不推荐常规行穿刺活检；但如存在下述情况之一者，可考虑超声引导下 FNAB：①超声提示结节有恶性征象；②伴颈部淋巴结超声影像异常；③童年时期有颈部放射线照射史或辐射污染接触史；④有甲状腺癌或甲状腺癌综合征病史或家族史；⑤18F-氟代脱氧葡萄糖正电子发射体层摄影（PET）显像阳性；⑥伴血清降钙素水平异常升高。

细针穿刺细胞学诊断对甲状腺乳头状癌、甲状腺髓样癌和未分化癌有可靠的鉴别诊断价值，但对甲状腺滤泡型腺瘤和腺癌的鉴别有一定困难。根据国际相关标准和国内相关报道，本诊疗常规建议在判定 FNAB 结果方面采用 Bethesda 分类报告系统。①标本无法诊断或不满意（ND）；②良性病变；③非典型/意义不明的滤泡性病变（FLUS or AUS）；④滤泡性肿瘤或可疑滤泡性肿瘤（FN）；⑤可疑恶性；⑥恶性肿瘤。

前瞻性研究证实：经 FNAB 仍不能确定良、恶性的甲状腺结节，对穿刺标本或洗脱液进行某些甲状腺癌的分子标记物检测，例如 BRAF 突变、Ras 突变、RET/PTC 重排等，能够提高确诊率。检测术前穿刺标本的 BRAF 突变状况，还有助于 PTC 的诊断和临床预后预测，便于制定个体化的诊治方案。

【治疗原则】

治疗方法的选择应依甲状腺超声检查的特征和 FNAB 的结果而定。

（一）定期随诊

绝大多数甲状腺良性结节患者，不需要特殊治疗，仅需定期随诊，随访间隔多为 6～12 个月。少数情况下，可选择手术治疗、超声引导下经皮无水乙醇注射（PEI）、经皮激光消融（PLA）、射频消融（RFA）或放射性 ^{131}I 治疗等。其中，PEI 对甲状腺良性囊肿和含有大量液体的甲状腺结节有效，但不适用于单发实质性结节或多结节性甲状腺肿。采用这些方法治疗前，必须先排除恶性结节的可能。

如果随访中发现结节明显生长，要特别注意是否伴有提示结节恶变的症状、体征（如声音嘶哑、呼吸/吞咽困难、结节固定、颈部淋巴结肿大等）和超声征象。"明显生长"是指结节体积增大 50% 以上或至少有 2 条径线增加超过 20%（并且超过 2mm），这时有 FNAB 的适应证；对囊实性结节来说，根据实性部分的生长情况决定是否进行 FNAB。

（二）手术

适用于甲状腺结节患者出现局部压迫症状、伴有甲状腺功能亢进、结节进行性增大、FNAB 提示可疑癌变者。

（三）放射性 ^{131}I 治疗

治疗目的是去除功能自主性结节，恢复正常的甲状腺功能状态。

甲状腺髓样癌起源于甲状腺滤泡旁细胞，它不参与碘代谢，无摄碘能力，故 ^{131}I 及内分泌治疗无效。应尽早彻底清除病灶，并行甲状腺激素替代治疗；转移病灶可直接切除或外照射。

第十三章　甲状旁腺功能减退症

甲状旁腺功能减退症（简称甲旁减）是因甲状旁腺激素（PTH）产生减少和（或）效应不足而引起的钙、磷代谢异常，其特征是低钙血症和高磷血症引起的神经、肌肉兴奋性增高，如手足搐搦、癫痫发作和软组织异位钙化等，长期口服钙剂和维生素 D 制剂可使病情得到控制。

【病因】

（一）先天性或遗传性甲旁减和自身免疫性疾病

先天性或遗传性甲旁减呈散发性或家族性，家族性中又包括常染色体显性遗传、隐性遗传及 X 连锁隐性遗传的多种遗传方式。相关基因突变包括前甲状旁腺素原基因突变、PTH 基因突变和钙敏感受体（CaSR）基因突变。常见的含甲旁减的综合征：①DiGeorge 综合征（胸腺、甲状旁腺发育不良及心脏流出道血管发育不良），病因为 22q11.21～q11.23 的微小缺失；②HDR 综合征（又称 Barakat 综合征），表现为甲旁减、先天性心脏病、神经性耳聋、肾脏畸形、生长发育迟缓以及免疫缺陷，其发病机制为染色体 10p 末端的缺失；③Kearns-Sayre 综合征，为线粒体 DNA 异常导致，可出现甲旁减、眼肌麻痹、心肌病以及视网膜色素变性等。

在自身免疫性疾病中，多发内分泌自身免疫综合征 I 型（又称自身免疫多发内分泌腺病-念珠菌病-外胚层发育不良，APECED）以皮肤黏膜念珠菌病、自身免疫性甲旁减和 Addison 病三联征为特征，该病为常染色体隐性遗传疾病，甲旁减是其中的重要组成部分，也是其中最常出现的内分泌疾病，APECED 的染色体定位于 21q22.3。

（二）后天获得性甲旁减

1. 甲状旁腺手术或放射损伤

颈前手术是甲旁减最常见病因，多见于甲状腺癌根治或甲状旁腺功能亢进症多次手术后。颈前部或甲状腺手术引起的甲旁减的发生率为 0.2%～5.8%。原发性甲状旁腺功能亢进症患者术后发生永久性甲旁减者约 0.5%。因接受颈部放射治疗而发生甲旁减的更加少见。

2. 甲状旁腺浸润性疾病

金属中毒如血色病（铁）、因地中海贫血长期接受输血治疗（铁）和肝豆状核变性（Wilson 病、铜）等，或因淀粉样变、结核病、结节病、肉芽肿或肿瘤浸润而引起甲状旁腺浸润性病变。

3. 多发内分泌自身免疫综合征

多发内分泌自身免疫综合征 I 型（APECED）参见上文。

4. 特发性甲旁减

其他一些原因不明者归于此类。

（三）高镁血症和低镁血症

（1）高镁血症和低镁血症均可抑制甲状旁腺主细胞分泌 PTH。

（2）低镁血症使周围组织对 PTH 的反应性减弱。

【诊断标准】

（一）临床表现

1. 神经肌肉兴奋性增加

初期主要有麻木、刺痛和蚁走感，严重者呈手足搐搦，手足呈鹰爪状或助产士手形（腕、手掌和掌指关节屈曲，拇指内收），更甚者全身肌肉收缩而有惊厥发作。一般当血清游离钙浓度≤0.95mmol/L（3.8mg/dl），或血清总钙值≤1.88mmol/L（7.5mg/dl）时可出现症状。也可伴有自主神经功能紊乱，如出汗、声门痉挛、呼吸肌痉挛及胆、肠和膀胱平滑肌痉挛等。体征有面神经叩击征（Chvostek 征）阳性（即用手指叩击耳前和颧弓下面神经走行部位，出现同侧面肌抽动）、束臂加压试验（Trousseau 征）阳性（维持血压于收缩压之上，2～3 分钟之内出现助产士型手抽搐即为阳性）。

2. 神经系统表现

患者可以此组症状为突出表现而首先就诊于神经科，包括可出现癫痫发作，其类型有大发作、小发作、精神运动性发作和癫痫连续状态；精神症状有兴奋、焦虑、妄想、幻觉和谵妄等；约 15% 的患者有智力减退；大约 5% 出现视神经乳头水肿；偶有颅内压增高，脑电图示一般节律慢波、爆发性慢波以及有尖波、棘波、癫痫样放电改变。

3. 外胚层组织营养变性

其表现为低钙性白内障、出牙延迟、牙发育不全、磨牙根变短、龋齿多、甚至缺牙、皮肤角化过度、指（趾）甲变脆、粗糙和裂纹及头发脱落等。

4. 心血管异常

严重低血钙刺激迷走神经可导致心肌痉挛而猝死。患者心率增快或心律不齐。心电图示 Q-T 间期延长或 ST-T 改变。重症患者可有甲旁减性心肌病、心力衰竭。

5. 胃肠道功能紊乱

有恶心、呕吐、腹痛和便秘等。

6. 转移性钙化

多见于脑基底节（苍白球、壳核和尾状核），常呈对称分布。病情重者，小脑、齿状核、大脑的额叶和顶叶等脑实质也可见散在钙化。其他软组织、肌腱、脊柱旁韧带等均可发生钙化。

7. 骨骼改变

骨密度正常或增加。病程长者可有腰背疼痛。

8. 伴发疾病的临床表现

由于一些疾病或者综合征可以导致甲旁减，因此可出现伴发疾病的相关表现。例如，先天性心脏病、心肌病、神经性耳聋、眼肌麻痹、视网膜色素变性、肾脏畸形等，以及在多发内分泌自身免疫综合征 I 型中可以出现皮肤、黏膜念珠菌病和 Addison 病等的临床表现。

（二）实验室检查

1. 血钙

低钙血症是重要的诊断依据，甲旁减患者血清总钙水平≤2.13mmol/L（8.5mg/dl）；有症状者，血总钙值一般≤1.88mmol/L（7.5mg/dl），血游离钙≤0.95mmol/L（3.8mg/dl）。

血总钙水平测定简便易行，但由于 40%～45%的血钙为蛋白结合钙，因此在诊断时应注意血白蛋白对血钙的影响。常用的计算公式为：血白蛋白每下降 1g/dl，血总钙下降 0.8mg/dl。在低白蛋白血症时，血游离钙的测定对诊断有重要意义。

2. 血磷

多数患者血磷增高，部分患者正常。

3. 尿钙和磷排量

一般情况下，尿钙减少，尿磷排量也减少。但在 CaSR 激活型突变时，尿钙重吸收减少，使尿钙排出增加，导致高尿钙性甲旁减。

4. 血碱性磷酸酶

正常。

5. 血 PTH 值

一般情况下低于正常，也可以在正常范围，因低钙血症对甲状旁腺是一种强烈刺激，当血清总钙值≤1.88mmol/L（7.5mg/dl）时，血 PTH 值应有 5～10 倍的增加，所以低钙血症时，如血 PTH 在正常范围，仍属甲旁减，因此测血 PTH 时，应同时取血测血钙，两者综合分析。

【治疗原则】

治疗目的为使血钙上升至正常或接近正常水平，使患者不出现临床症状和与低血钙直接有关的合并症，避免治疗后继发高尿钙、高血钙。低钙血症治疗前，首先注意纠正低白蛋白血症和低镁血症。

（一）钙剂

1. 口服

宜长期应用，补充元素钙 500～1000mg，2～3 次/日，以碳酸钙为常用。葡萄糖酸钙、乳酸钙、氯化钙和碳酸钙制剂中分别含元素钙 9.3%、13%、27%和 40%，除碳酸钙外的钙剂很少用于治疗甲旁减。少数病例单纯服钙剂即可纠正低钙血症。

2. 静脉用药

严重的低钙血症可引起手足搐搦、喉痉挛、惊厥或癫痫大发作，此时应立即静脉注射 10%葡萄糖酸钙或氯化钙 10～20ml，缓慢注射，必要时 1～2 小时后重复给药。搐搦严重顽固难以缓解者可采用持续静脉滴注钙剂，10%葡萄糖酸钙 100ml（含元素钙 930mg）稀释于 0.9%氯化钠溶液或葡萄糖液 500～1000ml 内，速度以不超过元素钙 4mg/（kg·h）为宜，且定时监测血清钙水平，使之维持在 2.0mmol/L（8mg/dl）左右即可，必须避免发生高钙血症，以免出现致死性心律失常。

（二）维生素 D 及其衍生物

1. 维生素 D_2 或维生素 D_3

治疗剂量 1 万～10 万 IU/d（1mg 相当于 4 万 IU）。个别患者需 20 万 IU/d 或更大量。

2. 阿法骨化醇［1α-(OH)D_3］

适用于肝功能正常的患者，每日剂量 0.5～4μg，分 3 次口服。

3. 骨化三醇［1,25-(OH)$_2D_3$，即钙三醇］

对肝功能损害者也有效，日剂量为 0.25～2μg。

钙剂和维生素 D 制剂的剂量应个体化，必须定期监测血钙、磷水平以及尿钙排量，谨防高钙血症和泌尿系结石的发生。噻嗪类利尿剂可以促进肾小管对钙的重吸收，减少尿钙的排出，适用于血钙水平＜2mmol/L 而已有高尿钙症者。

（三）甲状旁腺激素治疗

1. PTH1-34

近年来，国外有学者尝试用人工合成的 PTH1-34 治疗甲旁减，在长达 3 年的与骨化三醇的随机对照研究中，PTH1-34 组能够将甲旁减患者的血钙维持在正常或接近正常，其尿钙的排量较骨化三醇组低，说明应用 PTH1-34 是安全、有效的治疗甲旁减的方法。

2. PTH1-84

在临床研究中，采用在原有治疗基础上加用 PTH1-84 后，元素钙和骨化三醇用量可显著降低甚至停用，血磷水平显著降低，尿钙水平不增加或维持正常范围，骨转换指标水平升高，骨小梁数量增加。

由于 PTH1-34 和 PTH1-84 价格昂贵，而且必须采用注射方式给药，因此未能大范围应用于临床，而主要用于单纯治疗效果不佳的患者。

（四）甲状旁腺移植

因有移植排斥反应而致疗效维持时间较短，尚未被广泛采用。

第十四章　假性甲状旁腺功能减退症

假性甲状旁腺功能减退症（简称假性甲旁减，PHP）是指 PTH 靶细胞对 PTH 反应完全或不完全的丧失，通常是由 PTH 受体后缺陷所致。假性甲旁减同样有低钙血症和高磷血症，但血 PTH 水平升高。假性甲旁减又可分为 Ia、Ib、Ic 型，多为 GNAS 基因缺陷，染色体定位于 20q13.32；Ⅱ型为散发模式，基因缺陷和染色体定位尚不明确。其中 Ia 和 Ic 型和少数 Ib 型患者还有其他许多临床特点，包括身材矮小、圆脸、第四掌骨缩短、肥胖及皮下钙化、智力发育迟缓，这些临床表现被称为 Albright 遗传性骨营养不良（AHO）。

【诊断标准】

1. 临床表现

PHP 患者临床表现与甲旁减患者相似。部分患者可合并先天性发育缺陷：身材矮粗、体胖、脸圆、颈短、盾状胸；短指、趾畸形，多见于第四、五掌骨或跖骨；桡骨弯曲，软组织钙化或骨化较多见；可并发皮下钙化、低钙性白内障和颅内基底核钙化；常有智力低下，味觉和嗅觉不良等。可合并存在甲状腺功能减退、肾上腺皮质功能减退、尿崩症、糖尿病或性腺发育不良等。

2. 实验室检查

（1）PHP 患者有低钙血症和高磷血症，血碱性磷酸酶正常。静脉注射 PTH 300IU（美国药典）后 3 小时内尿中（环磷酸腺苷 cAMP）排量测定；正常人尿 cAMP 排量恒定，PHP Ⅰ型呈现反应下降，Ⅱ型则为正常反应。

（2）PHP 患者血 PTH 水平明显增高。

【治疗原则】

PHP 的低钙血症较易纠正，部分患者单纯使用钙剂治疗即可，但大多患者则需加服维生素 D 制剂。在相同的血钙水平下，PHP 患者尿钙排量比甲旁减患者低，因此 PHP 患者发生高尿钙症的机会较甲旁减少见。PHP 患者治疗的另一个目标是使血 PTH 下降，因为高 PTH 血症时，骨转换增加，容易形成骨量减少或骨质疏松，特别是 PHP Ib 型还可能出现纤维囊性骨炎的骨吸收改变，因此尤其需要积极治疗。

第十五章　原发性甲状旁腺功能亢进症

甲状旁腺功能亢进症（以下简称甲旁亢）可分为原发性、继发性和三发性三种。原发性甲状旁腺功能亢进症是由于甲状旁腺本身病变引起的甲状旁腺素（PTH）合成、分泌过多；继发性甲状旁腺功能亢进症是由于各种原因所致的低钙血症，刺激甲状旁腺，使之增生肥大，分泌过多的 PTH，常见于肾功能不全、骨质软化症、维生素 D 缺乏等病因；三发性甲状旁腺功能亢进症是在继发性甲状旁腺功能亢进症的基础上，由于甲状旁腺受到持久和强烈的刺激，发展为功能自主的增生或肿瘤，分泌过多的 PTH，多见于慢性肾病和肾脏移植后。另有由于某些非甲状旁腺肿瘤分泌甲状旁腺激素，致血钙增高，称之为异位性甲状旁腺功能亢进症。

【病因】

大部分甲旁亢呈散发性，少数（国外文献报告＜10%）病例为家族性或综合征性，即有家族史或作为某种遗传性肿瘤综合征的一部分。家族性甲旁亢多为单基因病变，致病基因相对明确，包括 *MEN*-1、*RET*、*CaSR*、*HRPT* 2 基因等。散发性甲状旁腺腺瘤或腺癌为单克隆性的新生物，其发生的分子生物学机制也可能与原癌基因过度表达和（或）抑癌基因功能丧失有关。

1. 腺瘤

近期国内文献报道占 78%～92%，大多单个腺体受累，少数有 2 个或 2 个以上腺瘤。

2. 增生

国内文献报道占 15%～18%，一般 4 个腺体都增生肥大，也有以 1 个增大为主。

3. 腺癌

少见，国外文献报道不足 1%，国内文献报道占 3.0%～7.1%，一般瘤体较腺瘤大，颈部检查时可以扪及，易复发；细胞核大深染、有核分裂，有包膜和血管的浸润、局部淋巴结和远处转移；转移以肺部最常见，其次为肝脏和骨骼。3%～10%的病例系多发性内分泌腺瘤病。

4. 甲状旁腺囊肿

可分为功能性甲状旁腺囊肿和非功能性甲状旁腺囊肿。

【诊断标准】

（一）临床表现

临床症状可分为高血钙、骨骼病变和泌尿系症状等三组，可单独出现或合并存在，一般进展缓慢。国内文献报道以骨骼病变受累为主者占 52%～61%，以泌尿系统受累为主者占 2%～12%，骨骼系统与泌尿系统均受累者占 28%～36%。查体 10%～30%的患者颈部可触及肿物，骨骼有压痛、畸形、局部隆起和身材缩短等。

1. 高血钙症状

血钙水平增高引起的症状可影响多个系统：神经肌肉系统的表现包括淡漠、肌张力减低、易疲劳、四肢肌肉（尤其是近端肌肉）软弱等；消化系统方面，高血钙使神经肌肉兴奋性降低、胃肠道平滑肌张力减低和胃肠蠕动减慢，表现为食欲不振、恶心、呕吐、腹胀腹痛、便秘、反酸等；高血钙刺激胃泌素分泌和胃酸分泌增多，可引起消化性溃疡；高血钙可激活胰蛋白酶，引起急、慢性胰腺炎；循环系统方面，高钙血症可以促进血管平滑肌收缩引起高血压，少数甲旁亢患者可以出现心动过速或过缓、ST段缩短。高钙危象时可出现昏迷、心脏骤停，危及生命。

2. 骨骼病变

主要表现为广泛的、逐渐加重的骨关节疼痛，轻微外力引发的病理性骨折，以及好发于颌骨、肋骨、锁骨和四肢长骨的纤维囊性骨炎。病情严重者活动受限、卧床不起。

3. 泌尿系统症状

常有烦渴、多饮和多尿，可发生反复的肾脏或输尿管结石，表现为肾绞痛、血尿、尿砂石等，易合并泌尿系统感染，可发生肾功能不全。

（二）辅助检查

1. 实验室检查

（1）血清钙　甲旁亢时血清总钙值呈现持续性增高或波动性增高，血游离钙测定结果较血总钙测定对诊断更为敏感和正确。如多次测定血清钙值正常，要注意有否被合并维生素 D 缺乏、肾功能不全、胰腺炎和低蛋白血症等因素所掩盖。

（2）血清磷　低血磷症为本病的特点之一，但在肾功能不全、肾小球滤过率降低时，血清磷可正常或升高。

（3）骨转换指标　如骨形成指标血碱性磷酸酶（ALP）、骨钙素（BGP），骨吸收指标如血抗酒石酸酸性磷酸酶（TRAP）、尿羟脯氨酸（HYP）均可升高。

（4）血甲状旁腺激素　PTH 在血循环中主要有 4 中存在形式：PTH1-84、N 端PTH1-34、C 端 PTH56-84 和中段 PTH-M。其中，具有主要活性的是全段 PTH1-84。

当患者存在高钙血症伴有 PTH 高于正常范围或正常范围内偏高的水平时，则需考虑原发性甲旁亢的诊断。

（5）24 小时尿钙排量　甲旁亢时因血钙增高肾小球滤过钙增多致尿钙排量增加，24 小时尿钙女性＞250mg、男性＞300mg 为尿钙增多。

2. 其他辅助检查

（1）X 线检查　检查结果提示主要有骨质疏松、骨质软化、骨质硬化、骨膜下吸收及骨骼囊性变等。

甲旁亢患者骨质疏松征象表现为广泛的骨密度减低，骨小梁稀少，骨皮质变薄；头颅相显示毛玻璃样或颗粒状，少数见局限性透光区。

骨质软化或佝偻病改变分别见于成年和儿童患者。其 X 线特征为骨结构、特别是松质骨结构模糊不清。成人骨质软化 X 线表现主要为骨骼变形和假骨折；儿童佝偻病主要表现为干骺端呈杯口样变形和毛刷样改变。

骨质硬化多见于合并肾性骨病患者。

骨膜下吸收常见于双手指骨，表现为皮质外缘呈花边样改变，以中指桡侧更为明显和常见。

骨骼囊性变为纤维性囊性骨炎所致，表现为在骨局部形成大小不等的透光区，长骨骨干多见，骨破坏区内有大量的破骨细胞、纤维组织和继发的黏液变性与出血形成囊肿，可融合膨大，内含棕色液体，即棕色瘤，囊肿部位或承重部位好发病理性骨折（常为多发性），骨折端缺少骨膜反应。

（2）骨密度测定　桡骨远端 1/3 部位的骨密度降低较腰椎和髋部更为明显；部分甲旁亢患者可仅有骨密度的减低。

（3）定位检查　原发性甲旁亢的诊断分为两个步骤：第一步为定性诊断，第二步为病变甲状旁腺的定位诊断。凡具有血钙、PTH 和碱性磷酸酶增高、血磷降低、尿钙排量增多，骨 X 线有骨吸收增加的特征性改变，支持甲旁亢的诊断，应进一步通过超声、放射性核素扫描、颈部和纵隔 CT 扫描等有关定位检查明确病变甲状旁腺的部位。

【治疗原则】

（一）内科处理

高钙血症造成的各系统功能紊乱会影响病因治疗，严重时高钙危象可危及生命，因此当血钙在 3.0mmol/L 以上时，需降低血钙以缓解症状、避免高钙危象造成的死亡，争取时间进行定性、定位诊断。首先，必须用生理盐水扩容，在容量补足的基础上使用呋塞米（速尿），注意防止水、电解质紊乱；同时可联合使用降钙素及双膦酸盐（注：降钙素起效迅速，但由于作用缓和及逸脱，降钙效果和持续时间有限；双膦酸盐虽然起效稍慢，但降钙作用显著且持续长久），治疗高钙血症时常采用静脉滴注给药，常用的二膦酸盐制剂为帕米膦酸钠和唑来膦酸钠。钙类似物能通过模拟钙离子的作用影响钙敏感受体，从而减少 PTH 的分泌，随之降低血钙水平。盐酸西那卡塞能激活甲状旁腺上的钙敏感受体从而抑制 PTH 分泌，用于治疗不能手术的甲旁亢患者。

（二）手术治疗

手术为甲旁亢治疗的首选方法，手术指征包括有症状的甲旁亢患者，无症状的甲旁亢患者如血钙高于正常上限 0.25mmol/L、伴肾脏损害、骨密度峰值骨量低于 2.5 个标准差、出现脆性骨折、年龄小于 50 岁、不能接受常规随访，合并上述任何一项均需要手术治疗。90% 的甲旁亢患者可通过成功的手术切除病变的甲状旁腺而有效地缓解症状，降低血钙及 PTH 水平。

（三）术后处理

甲状旁腺手术后可出现低钙血症（即骨饥饿综合征），低钙血症的症状可开始于术后 24 小时内，血钙最低值出现在手术后 4～20 天。应予口服元素钙每日 2000～4000mg；手足抽搐明显者可以静脉缓慢推注 10% 葡萄糖酸钙；难治的顽固性低钙血症可以静脉点滴葡萄糖酸钙；可口服 1,25-二羟维生素 D_3[1,25-$(OH)_2$-$VitD_3$] 0.25～2μg/d，可在 24～96 小时内使血钙水平上升，3～6 天血钙升达正常，当合并有肾功能损害时，应优先采用此类药物，奏效迅速和明显。

第十六章　原发性骨质疏松症

骨质疏松症是一种以骨量低下、骨微结构破坏，导致骨脆性增加和易发生骨折为特征的全身性代谢性骨病（世界卫生组织，WHO）。2001 年美国国立卫生研究院（NIH）补充称，骨质疏松症是以骨强度下降、骨折风险性增加为特征的骨骼系统疾病。骨强度反映了骨矿密度和骨质量两方面。原发性骨质疏松症有绝经后骨质疏松症（Ⅰ型）、老年性骨质疏松症（Ⅱ型）及特发性骨质疏松（包括青少年型）3 类：绝经后骨质疏松症一般发生在妇女绝经后 5～10 年内；老年性骨质疏松症一般指老年人 70 岁后发生的骨质疏松；特发性骨质疏松主要发生在青少年，病因尚不明。继发性骨质疏松症是指由任何影响骨代谢的疾病或药物导致的骨质疏松。

【诊断标准】

（一）临床表现

疼痛、脊柱变形和发生脆性骨折是骨质疏松症最典型的临床表现，但许多骨质疏松症患者早期常无明显的症状，往往在发生骨折后或经 X 线、骨密度检查时才发现已有骨质疏松。

1. 疼痛

可有腰背疼痛或周身骨骼疼痛，负荷增加时疼痛加重或活动受限，严重时翻身、起坐及行走有困难。

2. 脊柱变形

骨质疏松严重者可有身高缩短和驼背。椎体压缩性骨折会导致胸廓畸形，影响心肺功能。

3. 骨折

在日常活动中，从站立或更低的高度跌倒而引起的骨折为脆性骨折。发生脆性骨折的常见部位为胸、腰椎、髋部、桡、尺骨远端和肱骨近端，其他部位亦可发生骨折。发生过一次脆性骨折后，再次发生骨折的风险明显增加。

（二）骨密度检查

1. 骨密度测定

骨密度约反映 70%的骨强度。骨矿物质密度（BMD）测定是目前诊断骨质疏松、预测骨质疏松性骨折风险、监测自然病程以及评价药物干预疗效的最佳定量指标。骨密度测定方法主要如下。

（1）双能 X 线吸收检测法（DXA）　该骨密度检查方法是目前国际学术界公认的用于骨质疏松症诊断的检测方法。临床推荐测量部位是第一至第四腰椎、总髋部和股骨颈。

（2）定量计算机断层成像（QCT）和定量超声（QUS）。

（3）X 线平片定量诊断骨质疏松的敏感性低（当骨量丢失 30% 以上才显现），无早期诊断价值。

2. 世界卫生组织推荐的诊断标准

参照 WHO 推荐的诊断标准，即基于 DXA 测定，骨密度值与同性别、同种族健康成人的骨峰值相比较（标准差用 T-Score，T 值表示）：①降低于不足 1 个标准差属正常骨量；②降低 1～2.5 个标准差之间为骨量低下；③降低程度达到 2.5 个标准差为骨质疏松。

骨密度降低程度符合骨质疏松诊断标准同时伴有一处或多处骨折时，为严重骨质疏松。

（三）实验室检查

对于已诊断和临床怀疑骨质疏松的患者考虑下列实验室检查。

1. 基本检查

包括血、尿常规，肝、肾功能；血糖、钙、磷、碱性磷酸酶，血清蛋白电泳等。原发性骨质疏松症患者的上述检查指标应该在正常范围，当有骨折时可有碱性磷酸酶的轻度升高。

2. 鉴别诊断检查

包括 25-羟基维生素 D[25-OH-VitD]、甲状旁腺激素、性激素，尿钙、磷，甲状腺功能、皮质醇等。选做其中项目以排除影响骨代谢的疾病和继发性骨质疏松症。

3. 骨转换生化标志物

包括骨形成指标：骨碱性磷酸酶（BALP）、骨钙素（OC）、1 型前胶原 C 端肽（PICP）、1 型前胶原 N 端肽（PINP）；骨吸收指标：空腹 2 小时的尿钙/肌酐比值、血清抗酒石酸酸性磷酸酶（TPACP）、1 型胶原 C 端肽（S-CTX）、尿嘧啶（Pyr）和脱氧嘧啶（d-Pyr）、尿 I 型胶原 C 端肽（U-CTX）和 N 端肽（U-NTX）等。

绝经后女性及骨质疏松症患者的骨转换活跃，骨吸收和骨形成的指标均高于正常人群 30%～50% 以上，经合理的抗骨质疏松药物治疗，可使骨转换指标下降到绝经前正常范围。这类指标有助于骨转换的分型、骨丢失速率及骨折风险的评估、药物选择及疗效观察和鉴别诊断需要。

（四）骨质疏松风险评估与骨质疏松性骨折风险预测

骨折高风险人群是骨质疏松防治的目标人群，进行有效的骨质疏松危险因素及风险评估可有效筛选出这些人群，尽早给予合适的防治措施。中国原发性骨质疏松症诊治指南（2011）推荐骨质疏松症风险评估的初筛工具：①国际骨质疏松症基金会（IOF）骨质疏松症风险一分钟测试；②亚洲人骨质疏松自我筛选工具（OSTA）。

1. 国际骨质疏松症基金会骨质疏松症风险一分钟测试题

①您是否曾经因为轻微的碰撞或者跌倒就会伤到自己的骨骼？

②您的父母有没有过轻微碰撞或跌倒就发生髋部骨折的情况？

③您经常连续 3 个月以上服用"可的松、泼尼松"等激素类药品吗？

④您的身高是否比年轻时降低了（超过 3cm）？

⑤您经常大量饮酒吗？

⑥您每天吸烟超过 20 支吗？

⑦ 您经常腹泻吗（由于消化道疾病或者肠炎而引起）？

⑧ 女士：您是否在 45 岁之前就绝经了？

⑨ 女士：您是否曾经有过连续 12 个月以上没有月经（除了怀孕期间）？

⑩ 男士：您是否患有阳痿或者缺乏性欲这些症状？

只要其中有一题回答结果为"是"，即为阳性，需进一步做骨密度等检查。

2. 亚洲人骨质疏松自我筛选工具

此工具源于亚洲地区绝经后妇女的 11 项与骨密度相关的风险因素中年龄和体重最重要指标。OSTA 指数 =（体重 - 年龄）×0.2，风险级别：低风险（＞ -1）；中风险（-1~ -4）；高风险（＜ -4）。抑或通过图 16-1 所示直接查出。中风险需进一步骨密度检查，高风险需药物干预。

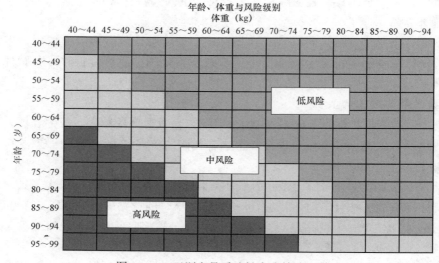

图 16-1 亚洲人骨质疏松自我筛选工具

3. 骨质疏松性骨折的风险预测

WHO 推荐应用骨折风险预测简易工具（FRAX®），可通过 www.shef.ac.uk/FRAX/ 网址（可选择"中国语言"）进行风险预测计算。本预测工具既可用于没有发生过骨折但有低骨量的人群，又可用于没有骨密度数据者，计算受试者未来 10 年发生髋部骨折及任何重要骨质疏松性骨折的发生风险。

应用 FRAX® 计算，对于髋部骨折概率≥3%或任何重要的骨质疏松性骨折发生概率≥20%被列为骨质疏松性骨折高危患者，建议给予抗骨质疏松药物治疗。

（五）骨质疏松的诊断与鉴别诊断

1. 骨质疏松的诊断

临床上用于诊断骨质疏松症的通用指标是：发生了脆性骨折和（或）骨密度低下。

（1）脆性骨折 有过脆性骨折临床上即可诊断骨质疏松症。

（2）骨密度测定 骨密度降低程度等于和大于 2.5 个标准差即诊断为骨质疏松症。

（3）排除其他影响骨代谢疾病。

2. 鉴别诊断

骨质疏松可由多种病因所致，故在诊断原发性骨质疏松症之前，要排除其他影响骨代谢的疾病，以免发生漏诊或误诊。如影响骨代谢的内分泌疾病（性腺、肾上腺、甲状腺和甲状旁腺疾病）、类风湿关节炎、多发性骨髓瘤、影响钙和维生素 D 吸收的消化道和肾脏疾病及长期服用糖皮质激素或影响骨代谢药物等。

【治疗原则】

骨质疏松症的预防和治疗包括基础措施、药物干预及康复治疗。

（一）基础措施

1. 调整生活方式

食用富含钙、低盐和适量蛋白质的均衡膳食；注意适当户外活动，有助于骨健康的体育锻炼和康复治疗；避免嗜烟、酗酒和慎用影响骨代谢的药物等；采取防止跌倒的各种措施，并注意是否有增加跌倒危险的疾病和药物，以及加强自身和环境的保护措施（包括各种关节保护器）等。

2. 骨健康基本补充剂

（1）钙剂 我国营养学会制定成人每日钙摄入推荐量 800mg（元素钙量），绝经后妇女和老年人为 1000mg。饮食中不足部分可选用钙剂补充，而我国人均每日饮食钙约 400mg，故平均每日应补充的元素钙量为 500～600mg。

钙摄入可减缓骨的丢失、改善骨矿化，但目前尚无充分证据表明单纯补钙可以替代其他抗骨质疏松药物治疗。故钙剂用于治疗骨质疏松症时，应与其他药物联合使用。

（2）维生素 D 维生素 D 有利于钙在胃肠道的吸收。成年人推荐剂量为 200IU/d（1μg=40IU），老年人为 400～800IU/d，用于治疗骨质疏松症时剂量可为 800～1200IU/d。

临床应用中需注意个体差异和安全性，定期监测血钙和尿钙，酌情调整剂量。有条件的医院可测血清 25-OH-VitD，了解患者维生素 D 的营养状态，IOF 建议老年人血清 25-OH-VitD≥30ng/ml（75nmol/L），以增加老年人肌力和平衡力，降低跌倒危险。

（二）骨质疏松药物治疗

各种骨质疏松症的治疗方案均须以钙和维生素 D 的充足摄入作为基础措施。

1. 抗骨质疏松药物治疗的适应证

（1）确诊骨质疏松症患者（T 值≤－2.5），无论是否有过骨折。

（2）骨量低下者（－2.5＜T 值≤－1.0）并存在一项以上骨质疏松危险因素，无论是否有过骨折。

（3）无骨密度测定条件时，具备以下情况之一者也须考虑药物治疗：已发生过脆性骨折，或 OSTA 筛查为"高风险"（OSTA 指数＜－4），或用 FRAX®工具计算出髋部骨折概率≥3%或任何重要的骨质疏松性骨折发生概率≥20%。

临床上抗骨质疏松药物的疗效判断应当包括是否能提高骨量和改善骨转换指标，以最终降低骨折风险，并且应注意药物的安全性评估。

2. 骨吸收抑制剂

（1）双膦酸盐类 双膦酸盐是一类焦膦酸盐的类似物，与骨骼羟磷灰石有高亲和力，特异性结合到骨转换活跃的骨表面，有效抑制破骨细胞的功能，从而抑制骨吸收。常用的双膦酸盐如下。

①阿仑膦酸钠片剂 70mg，每周 1 次，或 10mg，每日 1 次。

②利噻膦酸钠片剂 35mg，每周 1 次，或 5mg，每日 1 次。

注意：两者均需空腹服药，用 200ml 白开水送服，30 分钟内不进食和饮料，不平卧。并注意有胃及十二指肠溃疡、反流性食管炎者慎用。

③伊班膦酸钠 2mg 加入 250ml 生理盐水静脉滴注 2 小时以上，每 3 个月 1 次。

④唑来膦酸钠 5mg 加入 250ml 生理盐水静脉滴注 15 分钟以上，每年 1 次。

注意：两者需注意肾脏肌酐清除率＜35ml/min 不用。唑来膦酸钠为含氮双膦酸盐，在静脉注射后 3 天内可有发热和流感样症状，可酌用解热镇痛药。

关于双膦酸盐引发下颌骨坏死罕见，有严重口腔疾患拟进行拔牙手术时，应停双膦酸盐药物半年或待骨吸收标志达到正常水平。

（2）降钙素类　降钙素是钙调节激素，能抑制破骨细胞的生物活性和减少破骨细胞的数量。可阻止骨量丢失增加骨量。降钙素还有中枢性镇痛作用，明显缓解骨质疏松症、骨质疏松性骨折和骨肿瘤骨痛。目前临床有鲑鱼降钙素和鳗鱼降钙素类似物。

①鲑鱼降钙素每日 50IU/次，皮下或肌内注射，每周 2～7 次；或鲑鱼降钙素鼻喷剂 200IU/日，鼻喷。

②鳗鱼降钙素则用 20U/周，肌内注射。

注意：少数患者用降钙素注射制剂可有面部潮红、恶心等不良反应，偶有过敏现象。

（3）选择性雌激素受体调节剂（SERMs）　该类药不是激素，它选择性地作用于雌激素的靶器官，与雌激素受体结合，SERMs 在骨骼与雌激素受体结合，表现出雌激素的作用，抑制骨吸收，降低骨转换至妇女绝经前水平。在乳房和子宫则有雌激素的拮抗作用，不刺激子宫和乳腺，能降低雌激素受体阳性的浸润性乳癌的发生率。

目前 SERMs 用于骨质疏松症治疗的主要有雷洛昔芬，60mg 每日 1 次口服。该类药用于已绝经后的骨质疏松症患者的治疗和预防。热潮红症状明显的绝经后妇女不宜使用；国外报道该药有深静脉血栓的风险，有静脉血栓病史及有血栓倾向和长期卧床或久坐期间（如长途旅行）禁用。

（4）雌激素类　雌激素类药物能抑制骨转换，阻止骨丢失。临床研究已证明雌激素或雌孕激素补充疗法（ERT 或 HRT）能降低骨质疏松性椎体、非椎体骨折的发生风险，是防治绝经后骨质疏松的有效措施。

适应证：60 岁以前，有绝经期症状（潮热、出汗等）及有泌尿生殖道萎缩症状的妇女。

禁忌证：**雌激素依赖性肿瘤（乳腺癌、子宫内膜癌）、血栓性疾病、不明原因阴道出血及活动性肝病和结缔组织病为绝对禁忌证。**子宫肌瘤、子宫内膜异位症、有乳腺癌家族史、胆囊疾病和垂体催乳素瘤者慎用。

常用药物有结合雌激素、雌二醇、替勃龙等，有口服、经皮和阴道用药。治疗的方案、剂量、制剂选择及治疗期限等应根据患者情况个体化选择，同时应每年检测乳腺和子宫，以及评估治疗的获益与风险。

3. 促进骨形成药物

甲状旁腺激素：小剂量重组人甲状旁腺激素 1-34（rhPTH 1-34）有促进骨形成的作用，能有效地治疗绝经后严重骨质疏松，增加骨密度，降低椎体和非椎体骨折发生的危险，因此适用于治疗男性和女性严重骨质疏松症。

一般剂量是 20μg/d，皮下注射，治疗时间不宜超过 2 年。部分患者可有头晕或下肢抽搐不良反应；动物研究提示可能增加成骨肉瘤的风险；合并 Paget 病、骨骼疾病放疗史、肿瘤骨转移及合并高钙血症者禁用。

4. 其他药物

（1）锶盐　锶是与钙镁同族的人体必需的微量元素，人工合成的锶盐雷奈酸锶是新一代抗骨质疏松药物，具有刺激骨形成、抑制骨重吸收的双重作用，能提高骨密度，降低骨折风险。用于治疗绝经后骨质疏松症，以降低发生椎骨和髋骨骨折的危险。

雷奈酸锶：口服 2g/d，睡前餐后 2 小时后服，不与钙剂和食物同服。肌酐清除率 <30ml/min 不推荐使用。常见的不良反应可有恶心、腹泻、头痛、皮炎和湿疹。有静脉血栓风险者慎用。

（2）活性维生素 D 及其类似物

骨化三醇（1,25-双羟维生素 D）剂量为 0.25～0.5μg/d。

α-骨化醇为 0.5～1.0μg/d。

老年人更适宜选用活性维生素 D，前者不受肝、肾功能的影响，后者在肝功能正常时才有效。长期使用应注意监测血钙和尿钙水平。

（3）植物雌激素　尚无有力的临床证据表明目前的植物雌激素制剂对治疗骨质疏松有效。

（4）中药　临床证据有待积累。

5. 注意事项

抗骨质疏松症的药物种类比较多，如何合理的选择，除掌握适应证外，要根据患者的具体情况制定个体化治疗方案，并注意下述事项。

（1）抑制骨吸收的四类药物都适用于绝经后骨质疏松症患者，但其中雷洛昔芬不能用于尚未绝经的妇女，也不能用于男性患者。

（2）卧床制动或久坐旅行期间停用雌激素、雷洛昔芬和锶盐，以避免深静脉血栓形成。

（3）骨形成促进剂 rhPTH 1-34 和骨吸收抑制剂不建议合用，临床研究没有看到有叠加效果；两者序贯治疗方案不被排斥。

（4）同类药物不主张合用。使用骨吸收抑制剂期间除雌激素外不建议合用，过度的抑制骨吸收不利于骨骼的正常更新。

（5）美国 FDA 也批准阿仑膦酸钠和雷洛昔芬为骨质疏松症预防用药，对于骨量减低未达骨质疏松症的患者依据风险评估可选择应用。

（6）钙剂和维生素 D 不论是基础治疗或抗骨质疏松治疗都是必不可少的，需补足食物摄入不够的部分；但钙剂和维生素 D 的补充不能替代抗骨质疏松治疗用药。

（三）疗效监测

（1）每 6～12 个月观察 BMD（脊柱、髋部）的变化，用于判断抗骨质疏松药物疗效和依从性。外周部位 BMD 观察不能代表中轴骨骼变化。

（2）骨转换生化标志物在抗骨质疏松药物用药 1～6 个月可以有明显变化，可用以监测骨转换的变化、药物疗效和依从性。

（3）骨质疏松症防治的最终目的是预防骨折，骨密度只能作为中长期的观察指标。

第十七章　库欣综合征

库欣综合征即皮质醇增多症，按病因可分为 ACTH 依赖性和 ACTH 非依赖性。ACTH 依赖性病因包括垂体 ACTH 瘤或 ACTH 细胞增生（库欣病）、分泌 ACTH 和促肾上腺皮质激素释放激素（CRH）的垂体外肿瘤（异位 ACTH 综合征和异位 CRH 综合征）、医源性（ACTH 治疗）。ACTH 非依赖性病因包括医源性（类固醇类药物治疗）、分泌皮质醇的肾上腺瘤或癌、原发性色素结节性肾上腺皮质增生（PPNAD）和肾上腺大结节性增生（AIMAH）等。

【诊断标准】

（一）临床表现

典型临床表现是本病诊断的重要依据。多血质面容、皮肤瘀斑与宽大紫纹、近端肌无力、与年龄不相符的骨质疏松和病理性骨折等症状和体征是库欣综合征较特征性的表现。其他临床表现可有：向心性肥胖；高血压；低血钾、碱中毒、水肿；糖耐量受损或糖尿病；易患各种感染；精神失常；男性阳痿，女性多毛、月经紊乱、不育；儿童生长发育迟缓等。库欣综合征患者可有部分或全部上述表现。

（二）辅助检查

实验室检查是确诊本病的关键，在排除外源性类固醇应用后进行以下检查。

1. 库欣综合征诊断的主要指标

（1）24 小时尿游离皮质醇（UFC）高于正常。

（2）1mg 地塞米松过夜抑制试验血浆皮质醇不被抑制。

（3）2mg 地塞米松抑制试验血浆皮质醇不被抑制。

（4）血浆皮质醇昼夜节律消失、午夜血浆皮质醇高于正常。

上述各指标的诊断准确率相似，（1）（2）适用于门诊患者，（3）（4）更适用于住院患者。

2. 库欣综合征病因诊断的有关指标

（1）血浆 ACTH 测定　可鉴别 ACTH 依赖性和 ACTH 非依赖性。

（2）8mg 地塞米松抑制试验　80%的库欣病患者血浆皮质醇可被抑制，而肾上腺肿瘤和异位 ACTH 综合征中的大部分患者血浆皮质醇不被抑制。

（3）CRH 兴奋试验　对 ACTH 依赖性的两种病因的鉴别有较大的帮助。

（4）双侧岩下静脉或海绵窦静脉插管取血测 ACTH　此检测国外已开展多年，国内因条件限制尚少有开展。中枢 ACTH 和外周 ACTH 比值大于 2 则高度提示库欣病。

（三）影像学检查在病因鉴别和肿瘤诊断方面有重要意义

（1）肾上腺　以 B 超和（或）CT 为首选，主要明确肾上腺是否有肿瘤或增生结节。MRI 及核素显像的意义与 CT 相似。

（2）垂体及其相邻结构　以 MRI 为首选，CT 有一定帮助。因 90%左右的垂体 ACTH 瘤为微腺瘤，MRI 阴性结果并不能排除垂体 ACTH 瘤，要结合临床。垂体 ACTH

瘤有向邻近结构浸润的倾向。

（3）胸部　X线平片应列入常规检查项目。必要时做 CT 检查，以排除胸部占位病变。

（4）对高度怀疑为异位 ACTH 综合征的病例，应做更广泛的影像学检查。

（5）骨骼系统检查　以进一步了解骨质疏松和病理性骨折情况。

【治疗原则】

1. 库欣病

以经鼻经蝶垂体瘤显微手术为首选。在没有条件做上述手术的地方，可进行双侧肾上腺全切加肾上腺自体移植，或一侧全切加一侧大部切除加垂体放疗。垂体放疗和抑制皮质醇生成的药物（如氨鲁米特）一般作为辅助治疗。

2. 异位 ACTH 综合征

尽可能发现和手术切除分泌 ACTH 的原发肿瘤；对有可能切除的转移瘤也应尽量切除，辅以放射治疗。若未发现分泌 ACTH 的原发肿瘤，可行肾上腺切除术缓解症状，或采用皮质醇合成抑制剂密妥坦治疗。

3. 肾上腺腺瘤

手术摘除肾上腺腺瘤。术后会出现暂时性肾上腺皮质功能低下，应酌量补充糖皮质激素半年到一年。

4. 肾上腺腺癌

尽量切除肾上腺肿瘤；对已有重要脏器转移的主要采用姑息治疗。

5. PPNAD 和 AIMAH

行双侧肾上腺全切，以及糖皮质激素和盐皮质激素替代。

第十八章　肾上腺皮质功能低下症

肾上腺皮质功能低下症按病因可分为原发性和继发性。原发性肾上腺皮质功能低下症（Addison 病），最常见的病因为肾上腺结核和自身免疫性肾上腺炎，少见的病因包括深部真菌感染、人免疫缺陷病毒感染、恶性肿瘤、肾上腺广泛出血、手术切除、肾上腺脑白质营养不良、先天性肾上腺皮质增生、POEMS 病、自身免疫性多内分泌腺综合征（APS）、应用肾上腺酶抑制剂等等。继发性肾上腺皮质功能低下症最常见于长期应用超生理剂量的糖皮质激素，也可继发于下丘脑-垂体疾病，如鞍区肿瘤、淋巴细胞性垂体炎、肉芽肿性疾病、垂体卒中、外伤、手术切除、垂体放疗、产后大出血引起的 Sheehan 综合征及遗传性疾病等。

【诊断标准】

（一）临床表现

一般起病隐匿，病情逐渐加重，主要表现为乏力、纳差、体重下降、体位性低血压、腋毛和阴毛脱落等。

皮肤黏膜色素沉着是原发性肾上腺皮质功能低下症的特征性表现，实验室检查可有低血钠或高血钾、尿钠增加和尿钾减少、血细胞减少（贫血、嗜酸性粒细胞和淋巴细胞）和低血糖。同时合并其他的自身免疫病表现。

继发性肾上腺皮质功能低下症患者的临床表现与原发性患者相似，但没有色素沉着，皮肤较白，水盐代谢紊乱不严重，可能伴有其他内分泌腺轴的异常。

不论原发性还是继发性肾上腺皮质功能低下症，在严重应激状态下（如高热、外伤、手术、严重精神创伤）都可能出现肾上腺危象。肾上腺危象可危及患者生命，主要表现为恶心、呕吐、腹痛、腹泻、脱水、休克、心率快、精神淡漠、嗜睡甚或死亡。

（二）诊断要点

1. 原发性肾上腺皮质功能低下症

（1）血浆皮质醇水平明显低于正常。

（2）血浆 ACTH 水平明显高于正常。

（3）血浆皮质醇对 ACTH 兴奋试验无反应，刺激 3～5 天反应亦不明显。目前为原发性肾上腺皮质功能低下症诊断的"金标准"。

（4）血浆肾素升高伴不适当的醛固酮水平正常或下降，提示盐皮质激素缺乏。

（5）自身抗体（21 羟化酶抗体，CYP21A2）的检测有利于肾上腺病变的病因鉴别。

（6）肾上腺 CT 扫描能对肾上腺肿瘤、先天性肾上腺皮质增生、肾上腺结核等疾病的诊断提供一定的线索。

2. 继发性肾上腺皮质功能低下症

（1）有相应的病史。

（2）血浆皮质醇低于正常。

（3）血浆 ACTH 水平正常或低下。

（4）血浆皮质醇对 ACTH 兴奋试验呈低反应，连续刺激后可以改善（延迟反应）。

3. 肾上腺危象

（1）检测血清钾（K^+）、钠（Na^+）、氯（Cl^-）和血糖，有条件时应做血气分析。肾上腺危象患者可有低血钠、高血钾、低血糖、代谢性酸中毒。

（2）血浆皮质醇和 ACTH 检测。

在送检上述检查的同时，应立即开始治疗。

【治疗原则】

（一）替代治疗

应用生理剂量和节律的糖皮质激素。Addison 病应用氢化可的松，多数患者不超过 30mg/d（早上 20mg，下午 4～6 点 10mg），一般 15～25mg/d，分 2～3 次口服；或可的松早上 25mg，下午 12.5mg。继发性肾上腺皮质功能低下症者可用强的松早上 5mg，下午 2.5mg。上述剂量可根据患者实际情况做适当调整。

（1）在轻度应激情况下（如发热 38℃以下、微小手术等），上述激素量应增加 2～3 倍；在中等以上手术、分娩、严重外伤等严重应激情况下，应静脉滴注氢化可的松 100～200mg/24h。

（2）当患者同时服用苯巴比妥、苯妥英、利福平等肝药酶诱导剂时，糖皮质激素剂量要适当加大。妊娠期首选氢化可的松，适当增加药物剂量（约 20%～40%），尤其在妊娠后期。

（3）有明确醛固酮缺乏者需接受盐皮质激素替代治疗，氟氢可的松起始剂量每日 50～100μg，根据临床评估（嗜盐、体位性低血压和水肿等）和血电解质测定调整。每日剂量在 0.05～0.2mg/d。

（4）肾上腺危象时，先静脉注射氢化可的松琥珀酸钠 100mg，第一个 24 小时内静脉滴注氢化可的松总量为 300～400mg；在危象基本控制后，在 3～7 天内将激素剂量逐渐减至平时的替代剂量。同时应补充足够的液体，纠正电解质和酸碱平衡紊乱，尽快消除引起危象的诱发因素，合并感染者给予有效的抗生素治疗。在获得诊断性检查结果前就应立即静脉给予氢化可的松治疗。

（5）通过临床反应和评估（体重、体位性低血压、体力、类固醇过量的体征等）来调整类固醇替代治疗，防止替代不足和替代过量。

（二）监测与预防

（1）患者教育，提高其自我管理能力，掌握应激时的药物剂量调整和肾上腺危象的预防；定期随访；定期筛查伴发的自身免疫病。

（2）对于单基因病导致的原发性和继发性肾上腺皮质功能低下应进行遗传咨询和家族成员筛查。

第十九章　原发性醛固酮增多症

原发性醛固酮增多症（简称原醛症）是一种以高血压、正常血钾或低血钾、低血浆肾素及高血浆醛固酮水平为主要特征的一种继发性高血压。原醛症常见类型为特发性醛固酮增多症（特醛症）和醛固酮瘤，少见类型包括原发性肾上腺皮质增生、肾上腺醛固酮癌、异位分泌醛固酮的肿瘤和家族性醛固酮增多症（Ⅰ～Ⅳ型）。

【诊断标准】

由欧洲内分泌学会、欧洲高血压学会、国际内分泌学会、国际高血压学会和日本高血压学会共同组织制定的《原发性醛固酮增多症临床诊疗指南》（注：该指南于2008年制定，并于2016年进行了更新），建议对原发性醛固酮增多症高发人群进行筛查。筛查人群包括：持续性高血压＞150/100mmHg、难治性高血压（联合使用3种降压药物，其中包括利尿剂，血压＞140/90mmHg、联合使用4种及以上降压药物，血压＜140/90mmHg）、合并自发性或利尿剂所致低钾血症、肾上腺素瘤、早发高血压或脑血管事件家族史（40岁前发病）以及原醛症患者中存在高血压的一级亲属。

（一）临床表现

1. 高血压

高血压为本病的主要症状，也是最常见、最早出现的临床表现。病程较长，多数为中等程度高血压、少数表现为恶性高血压，常规降压药物降压效果不佳；病程长者可因高血压而致心、脑、肾损害、左心室肥厚与血压水平不成比例。

2. 低血钾

为原醛症的另一个重要症状。患者有自发性低血钾，也有部分患者血钾正常。

（1）低钾血症常出现在高血压之后，表现为肌无力、发作性软瘫、周期性麻痹、心律失常，心电图示U波或ST-T改变。

（2）由于低钾性碱中毒致血游离钙减少，临床常发生肢端麻木、手足抽搐及肌痉挛。

3. 肾脏表现

长期大量失钾，肾小管上皮细胞发生空泡样变性，肾浓缩功能减退，可引起口渴、多饮、多尿及夜尿增多、尿比重低，长期继发性高血压可致肾动脉硬化引起蛋白尿和肾功能不全。

4. 其他

低钾抑制胰岛素分泌使多数患者出现葡萄糖耐量减低甚至糖尿病。原醛患者因"钠逸脱"作用而较少出现水肿和恶性高血压。

（二）实验室检查

1. 筛查试验

（1）血、尿生化测定　血钾可低至2～3mmol/L，常呈持续性。但约有半数患者血钾在正常范围。尿钾增高（＞20mmol/24h），尤其在低血钾时，尿钾仍在25mmol/24h

以上。血气分析呈轻度代谢性碱中毒表现。尿 pH 呈中性或碱性。

（2）血、尿醛固酮　血、尿醛固酮水平增高是本病的特征性表现。原醛症患者在非限盐饮食情况下，空腹卧位血浆醛固酮水平应>10ng/dl 和（或）立位>15ng/dl。尿醛固酮排泄量≥12μg/24h。

（3）血浆醛固酮/肾素浓度比值（ARR）　患者因醛固酮分泌增多，肾素分泌受抑制，故血浆醛固酮（ng/dl）/肾素浓度 [ng/（ml·h）] 比值升高。当比值>30 则原醛症可能性大。ARR 是诊断原醛症的筛查试验。由于 ARR 受年龄、饮食、体位、血钾等因素影响，因此在进行测定前，需纠正患者的低血钾水平并排除药物等干扰因素。

2. 确诊试验

2008 年版《原发性醛固酮增多症临床诊疗指南》指出，所有 ARR 阳性患者需根据病情选择口服高钠负荷试验、静脉生理盐水试验、氟氢可的松抑制试验或卡托普利激发试验中的任何一项以确诊或排除原醛症。但确诊试验不能在病因学上确定原醛症的分型。2016 年更新版的指南建议，当患者存在自发性低钾血症、血浆肾素低于检测水平同时醛固酮>20ng/dl 时，不需要进行确诊试验，可以直接确诊原醛症。

（1）口服高钠负荷试验　高钠试验可诱发血钾正常的原醛症患者发生低血钾，且高醛固酮水平不被高钠所抑制。此试验禁用于未能控制的严重肾功能减退、心衰、心律失常以及重度低血钾患者。

（2）静脉生理盐水试验　测直立位醛固酮，静脉 0.9%氯化钠溶液 500ml/h，滴注 4 小时，测卧位醛固酮水平。正常人血醛固酮应抑制到 5ng/dl 以下；原醛症患者应在 10ng/dl 以上；5～10ng/dl 之间者为高度可疑，但不能确诊，需进行其他试验来证实。此试验禁忌证与口服高钠负荷试验相同。

（3）卡托普利试验　原醛症患者醛固酮分泌呈自主性，升高的醛固酮不受卡托普利抑制。正常人血浆醛固酮被卡托普利抑制大于 30%，肾素活性升高；原醛症患者血浆醛固酮仍保持高水平，肾素活性仍被抑制。此试验适用于高钠负荷试验有禁忌证的患者。

（4）氟氢可的松抑制试验　氟氢可的松对肾脏有强大的储钠作用，在足够的钠盐摄入下，氟氢可的松对肾素-血管紧张素系统产生强大的抑制作用。氟氢可的松 0.1mg，q6h×4 天，服药 4 天后，原醛症患者血浆醛固酮应>6ng/dl，肾素活性<1ng/（ml·h）。有文献报道此试验可出现心电图 Q-T 间期延长，伴有心室功能减退。

3. 定位诊断

对临床上确诊的、筛查试验及确诊试验诊断的原醛症患者，还需进行定位诊断，以明确病因、对症治疗。

（1）肾上腺 CT 扫描　为首选的无创性定位诊断方法。应选择高分辨 CT 连续薄层及造影剂对比增强扫描并行冠状位及矢状位三维重建显像，以鉴别其亚型分类及定位，并除外较大肿物的肾上腺皮质癌。

（2）肾上腺磁共振成像　对较小的醛固酮腺瘤分辨率低于 CT 扫描，故不推荐在原醛症中首选 MRI 检查。

（3）肾上腺静脉插管取血检测　插管到双肾上腺静脉取血，以检测比较双肾上腺静脉血醛固酮/皮质醇比值的差异，从而明确优势分泌醛固酮侧。但该检测因费用昂贵，且为侵入性检查，故应强调适应证并避免肾上腺出血等并发症。此项检查是为手术治疗做准备，用于鉴别单侧或双侧肾上腺病变。

4. 地塞米松抑制试验

用于诊断糖皮质激素可抑制的醛固酮增多症。推荐原醛症发病年龄早于 20 岁、有原醛症家族史、早发（早于 40 岁）的高血压脑卒中家族史的患者同时行糖皮质激素可抑制的醛固酮增多症的基因学检查。

（三）诊断要点

对具有高血压，伴或不伴低血钾，疑为原醛症的病例，应通过以下三个步骤明确诊断。

（1）明确高血压、伴或不伴低血钾的原因是否系醛固酮增多所致。需检测血钾、尿钾、血、尿醛固酮水平进行筛查。

（2）明确醛固酮增多的原因系原发性或继发性。测定血浆醛固酮/肾素比值及生理盐水试验、卡托普利抑制试验和氟氢可的松抑制试验等有助于诊断。

（3）确定醛固酮增多的病因。鉴别肾上腺腺瘤与双侧肾上腺增生，根据 CT 薄层造影剂增强扫描及肾上腺静脉插管取血等结果综合判断。

【治疗原则】

（一）手术治疗

单侧醛固酮分泌瘤或单侧肾上腺结节性增生应首选微创手术治疗；腹腔镜行单侧肾上腺手术切除术。术前应用盐皮质激素受体（MR）拮抗剂治疗，以纠正高血压和低钾血症。

（二）药物治疗

如患者不能手术或为双侧肾上腺增生，则推荐长期用 MR 拮抗剂治疗。

1. 螺内酯（安体舒通）

为常用的醛固酮受体拮抗剂，起始治疗剂量为 20mg/d，如病情需要，可逐渐增加剂量。开始服药后，每周需监测血钾，并根据血钾水平调整螺内酯剂量。注意服药后不良反应：男性乳腺增生、女性月经紊乱等。

依普利酮为高选择性醛固酮受体拮抗剂，诊疗指南推荐其为螺内酯不能耐受时的选择用药。

2. 钙通道拮抗剂

硝苯地平控释片 30～60mg/d，可与螺内酯同时服用，以减少其用量。

3. 肾远曲小管钠交换抑制剂

阿米诺利 20～40mg/d，可减少钾的丢失。

4. 钾制剂

如患者肾功能不全或不能耐受螺内酯的不良反应，可用硝苯地平加氯化钾缓释片治疗，并视血钾、血压变化调整剂量。

5. 糖皮质激素可调节的醛固酮增多症的治疗

建议服用长效或中效糖皮质激素，如地塞米松起始剂量为 0.125～0.25mg/d；泼尼松起始剂量为 2.5～5mg/d，如血压控制不佳，可联合使用 MR 拮抗剂。

第二十章　嗜铬细胞瘤

　　既往将来源于肾上腺髓质和肾上腺外嗜铬组织的合成和分泌儿茶酚胺类物质的肿瘤统称为嗜铬细胞瘤，尽管二者的临床表现和治疗基本相似，但在恶性肿瘤发生风险及遗传学等方面仍存在差异，故 2004 年以来将源自肾上腺髓质的肿瘤定义为嗜铬细胞瘤（PCC），源自肾上腺外的称之为副神经节瘤（PGL）。嗜铬细胞瘤是一种较少见的疾病，患者可因高血压造成严重的心、脑、肾血管损害，或因高血压的突然发作而危及生命；但是如能早期、正确诊断并行手术切除肿瘤，它又是临床可治愈的一种继发性高血压。

　　嗜铬细胞瘤是一种较少见的肿瘤，估计嗜铬细胞瘤的年发病率约 0.8/10 万，其发病率不足高血压人群的 0.2%。然而尸检证实，只有不足 50%的嗜铬细胞瘤被确诊。嗜铬细胞瘤可发生在任何年龄，其发病高峰为 30～50 岁，男女性别无明显差异。

【诊断标准】

（一）临床表现

　　嗜铬细胞瘤的临床表现多种多样，与分泌的儿茶酚胺的种类、分泌量、分泌方式和肿瘤大小等均有关。

　　1. 高血压

　　可表现为阵发性、持续性或在持续性高血压的基础上阵发性加重，其中阵发性高血压为嗜铬细胞瘤的特征性表现，近一半患者表现为发作性高血压，剩下的大部分表现为持续性高血压，约 10%～20%为正常血压。患者高血压通常对一般降压药无效，而且体位变换、压迫腹部、活动、情绪变化或排大便即可诱发高血压发作。严重高血压发作可发生高血压脑病或心、肾严重并发症而危及生命。

　　2. 典型三联征

　　表现为头痛、心悸、多汗，是嗜铬细胞瘤患者高血压发作时最常见的伴发症状。

　　（1）头痛　通常为轻度或严重性头痛，持续时间不定，具有临床症状的患者约有 90%出现头痛。

　　（2）其他症状　具有临床症状的患者约有 60%～70%出现多汗；其他症状还包括心悸、震颤、面色苍白、呼吸困难、乏力或濒死感（特别是患主要分泌肾上腺素的嗜铬细胞瘤）。

　　3. 直立性低血压

　　其原因可能与长期儿茶酚胺水平增高而使血管收缩、血容量减少、肾上腺能受体降调节、自主神经功能受损致反射性外周血管收缩障碍等因素有关。高血压未经治疗而出现体位性低血压则支持嗜铬细胞瘤诊断；而患者接受 α 受体阻滞剂及扩容治疗后，体位性低血压亦可减轻。

　　4. 其他少见的临床症状及体征

　　（1）代谢紊乱　嗜铬细胞瘤患者常有糖、脂代谢异常，可有糖耐量减退或糖尿病，血中游离脂肪酸浓度升高；患者可有怕热、多汗、体重减轻等代谢增高的症状和体征；部分患者血压急剧上升时可有体温增高并伴白细胞增多。

（2）其他系统的症状

①心血管系统：儿茶酚胺心肌病、多种心律失常、心肌缺血或梗死、心功能不全等心血管疾病症状及体征。

②消化系统：恶心、呕吐、腹痛、便秘、肠梗阻、溃疡出血、穿孔、腹膜炎、胆石症等胃肠道症状；如肿瘤位于盆腔，用力排便时可诱发高血压发作。

③泌尿系统：高血压发作时可出现蛋白尿、肾血管受损、肾功能不全；如肿瘤位于膀胱壁可有血尿且排尿时可诱发高血压发作。

④神经系统：精神紧张、烦躁、焦虑、恐怖或濒死感；有的患者可出现晕厥、抽搐、症状性癫痫发作等神经、精神症状。

⑤内分泌系统：可为多发性内分泌腺瘤病（MEN）2 型或 MEN 混合型的组成部分而可表现出相应疾病的临床症状和体征。

⑥腹部肿块：如瘤体内有出血或坏死，则有相应部位疼痛等症状，出血多时可有血压下降；轻按腹部肿块可使血压明显升高。

5. 无症状的嗜铬细胞瘤

由于计算机成像技术的广泛应用，越来越多被诊断嗜铬细胞瘤的患者没有临床症状，而是在发现肾上腺意外瘤的过程中被诊断，或只携带有该疾病基因。

6. 家族性嗜铬细胞瘤

当嗜铬细胞瘤作为多发性内分泌性腺瘤病 2 型（MEN-2）的一部分时，只有一半的患者具有临床症状，约 1/3 的患者有高血压。这种差别可能源于 MEN-2 患者对于嗜铬细胞瘤的筛查或由于这种家族性嗜铬细胞瘤的临床表现确实不同于普通的嗜铬细胞瘤。在对 von Hippel-Lindau 病相关嗜铬细胞瘤的观察中也有相似的发现，约 35%的患者没有临床症状，其血压正常，检测的儿茶酚胺和甲氧基肾上腺素值亦正常。

（二）排查嗜铬细胞瘤的指征

具有以下一种或多种表现者需排查嗜铬细胞瘤。

（1）交感神经兴奋症状，如心悸、头痛，出汗，震颤或面色苍白。

（2）顽固性高血压。

（3）容易合并嗜铬细胞瘤的家族性疾病。

（4）具有嗜铬细胞瘤的家族史。

（5）意外发现的肾上腺结节。

（6）具有高血压和新发现或非典型的糖尿病。

（7）在麻醉、手术或血管造影过程中具有升压反应。

（8）发病年龄早的高血压≤20 岁。

（9）特发性扩张型心肌病。

（10）具有胃间质瘤或肺软骨瘤病史。

（三）肿瘤特点

大约 95%的儿茶酚胺分泌瘤位于腹部，85%～90%在肾上腺内（嗜铬细胞瘤），5%～10%是多发性的。约 10%～15%的儿茶酚胺分泌瘤位于肾上腺外，被称为副神经瘤。

（四）恶性度

在所有儿茶酚胺分泌瘤中有大约 10%～17%为恶性，恶性的定义：在没有嗜铬组织的区域如肝、肺、骨等出现转移灶，并且可能发生于肿瘤切除后 20 年之久。恶性嗜铬细胞瘤同良性肿瘤在组织学上无法区分，因此即使嗜铬细胞瘤和副神经瘤在病理检查中被认为是良性，仍需对所有患者进行长期随访以确诊良、恶性。

（五）诊断方法

1. 定性诊断

（1）激素及代谢产物测定

①血、尿儿茶酚胺（CA）水平测定：通过测定尿或血浆儿茶酚胺水平可助于诊断；可以通过高压液相色谱电化学检测或串联质谱法来检测儿茶酚胺片段（多巴胺、去甲肾上腺素、肾上腺素）以助诊断，同时这些技术克服了荧光分析法检测的一些问题。

②尿香草扁桃酸（VMA）或高香草酸（HVA）排量测定：VMA、HVA 分别是肾上腺素、去甲肾上腺素和多巴胺的最终代谢产物。同时测定尿 CA 及其代谢产物的水平可增加诊断的准确性，并可判断肿瘤分泌 CA 的转化率。

③尿 3-甲氧基肾上腺素（MN）及 3-甲氧基去甲肾上腺素（NMN）排量测定：MN 及 NMN 是肾上腺素和去甲肾上腺素的中间代谢产物，其排量的多少可反映嗜铬细胞瘤分泌 CA 的功能活性，对嗜铬细胞瘤的诊断敏感性高于 CA 测定。

以上检查可测 24 小时尿或测发作时 2～4 小时尿，与次日不发作时同样时间和条件下尿中上述激素及代谢产物水平比较，增高 3 倍以上则可诊断。为避免药物干扰 CA 及其代谢产物的测定，于收集血、尿标本前应视病情尽可能停用干扰药物，并避免摄取茶、咖啡、可乐、香蕉及抽烟等。

（2）药理实验 药物激发试验和抑制试验因为对诊断的准确性不高，又有一定风险，临床现已不用。

（3）其他检测方法

①嗜铬蛋白 A：嗜铬蛋白 A 在交感神经末梢颗粒中储存和释放，约 80%的嗜铬细胞瘤患者嗜铬蛋白 A 水平会增加。嗜铬细胞瘤血清嗜铬蛋白 A 水平升高为非特异性的，在其他一些神经内分泌肿瘤中也可以升高。

②神经肽 Y：约 87%的嗜铬细胞瘤患者血浆神经肽 Y 水平会升高。

2. 定位诊断

（1）CT 扫描 为首选的无创性影像学检查，必要时行增强扫描。为避免诱发高血压发作，应事先用药物治疗或准备好酚妥拉明。

（2）B 型超声波检查 可作为嗜铬细胞瘤的肿瘤初筛定位手段。

（3）磁共振成像 可以区分嗜铬细胞瘤和其他肾上腺占位，在 T_2 加权图像上，同肝组织相比，嗜铬细胞瘤具有高信号，而其他肾上腺肿瘤则是等信号。然而，MRI 缺少 CT 所具有的良好的空间分辨率。

（4）^{131}I-间碘苄胍（^{131}I-MIBG）闪烁扫描 对肾上腺外、多发或恶性转移性嗜铬细胞瘤病灶的定位有较高的诊断价值，能同时对嗜铬细胞瘤进行定性和定位诊断；但有一定假阴性率。

【治疗原则】

嗜铬细胞瘤诊断后即应进行充分的术前准备，常规给予α受体阻滞剂治疗，并补充血容量，待控制血压和临床症状且血容量补充充足后，行手术切除肿瘤。临床常用的治疗药物如下。

（一）α受体阻滞剂

1. 酚妥拉明

用于治疗高血压危象发作或在手术中控制血压，但不适于长期治疗。

2. 酚苄明

用于手术前准备，初始剂量10mg，每日2次，视血压控制情况逐渐加量，平均剂量0.5～1mg/（kg·d），术前至少服药2～4周。服药过程中应监测卧位、立位血压和心率的变化。

3. 其他α受体阻滞剂

有哌唑嗪、特拉唑嗪、多沙唑嗪及乌拉地尔。

（二）β受体阻滞剂

1. 普萘洛尔

初始剂量10mg，2～3次/日，可逐渐增加剂量以达到控制心率的目的。

2. 阿替洛尔

常用剂量25～50mg，2次/日。

3. 美托洛尔

常用剂量25～50mg，2～3次/日。

4. 艾司洛尔

静脉滴注，可迅速减慢心率。

在嗜铬细胞瘤患者的术前准备过程中，用α受体阻滞剂后出现持续性心动过速（＞120次/分）或快速型室上性心律失常时，才考虑加服β受体阻滞剂。但绝不能在未使用α受体阻滞剂的情况下单独或先用β受体阻滞剂，否则可因此导致严重肺水肿、心力衰竭或诱发高血压危象的发生而加重病情。

（三）钙离子通道阻断剂

钙离子通道阻断剂（CCB）可作为嗜铬细胞瘤患者术前联合治疗的一部分，适用于伴有冠心病或CA心肌病的嗜铬细胞瘤患者，或与α、β受体阻滞剂合用进行长期治疗。临床常用硝苯地平，口服，30mg/d。

（四）血管紧张素转换酶抑制剂

血管紧张素转换酶抑制剂（ACEI）如卡托普利等，可通过抑制肾素-血管紧张素系统来降低血压。卡托普利常用剂量为12.5～25mg，口服，3次/日。

（五）血管扩张剂

硝普钠是一种强有力的血管扩张剂，主要用于嗜铬细胞瘤高血压危象发作或手术中血压持续升高者。用5%葡萄糖液溶解和稀释，静脉滴注，从小剂量开始，逐渐增加至50～200μg/min，严格监测血压，调整药物剂量，以防血压骤然下降，并应监测氰化物的血药浓度。

（六）儿茶酚胺合成抑制剂

α-甲基对位酪氨酸为酪氨酸羟化酶的竞争性抑制剂，阻断 CA 合成。口服初始剂量为 250mg，6～8h 服一次，根据血压及血、尿 CA 水平调整剂量，可逐渐增加，总剂量为 1.5～4g/d。不良反应为嗜睡、抑郁、消化道症状、锥体外系症状（如帕金森综合征）等，减量或停药后，上述症状可很快消失。目前国内尚无用此药治疗嗜铬细胞瘤的经验报告。

（七）^{131}I-MIBG 治疗

^{131}I-MIBG 不仅用于定位诊断，还通过其含有的放射性碘释放而达到破坏肿瘤细胞的目的。常用剂量 100～250mCi（1Ci＝3.7×10^{10}Bq），主要用于治疗恶性及手术不能切除的嗜铬细胞瘤患者。

第二十一章　糖尿病

　　糖尿病是由于胰岛素相对或绝对缺乏和（或）胰岛素抵抗所导致的一组以慢性高血糖为主要特征的代谢性疾病，常同时伴有脂肪、蛋白质、水及电解质等代谢紊乱，并可导致全身组织器官，特别是眼、肾、心血管及神经系统的损害及其功能障碍和衰竭。严重病例可引起糖尿病酮症酸中毒（DKA）、高血糖高渗透压综合征、乳酸性酸中毒等急性并发症，并可危及生命。

【诊断标准】

（一）病史

　　（1）有无下列症状（如乏力、多尿、多饮、多食、体重减轻、反复皮肤疖肿、皮肤或外阴瘙痒、反应性低血糖等）以及发生时间；是否测定过血糖、尿糖；有无酮症或 DKA 史；已确诊者应详细询问治疗状况。

　　（2）有无视力下降以及下降的程度和时间；是否检查过眼底或眼底荧光造影；是否接受过视网膜光凝治疗。

　　（3）有无浮肿、蛋白尿、贫血等。

　　（4）有无肢体无力、发凉、麻木及自发性疼痛、足底踩棉花感、皮肤痛觉与温觉减退或消失、多汗、阳痿、腹泻和便秘交替、尿潴留、间歇性跛行等。

　　（5）是否合并高血压、冠心病、脑血管疾病；已确诊者应详细询问病程、治疗状况。

　　（6）有无糖尿病、高血压、高脂血症、肥胖家族史（注：如有，应说明亲属关系），特别要注意家族中有无 25 岁以前发病的糖尿病患者或耳聋患者。

　　（7）有无多胎妊娠、巨大胎儿、死胎史或妊娠糖尿病史。

　　（8）有无女性避孕药、肾上腺皮质激素、噻嗪类利尿剂或干扰素等长期用药史。

　　（9）有无皮质醇增多症、肢端肥大症、嗜铬细胞瘤、甲亢、慢性胰腺炎等病史。

（二）体格检查

　　（1）身高、体重、腰围、腹围，计算体重指数。

　　（2）注意有无体位性低血压，必要时测定立位血压。

　　（3）皮肤颜色、温度、触觉及痛温觉，足部皮肤有无胼胝、溃疡、坏疽等。

　　（4）初测视力、视野、听力。

　　（5）心、肺、腹部检查；注意有无下腹部浊音（尿潴留）。

　　（6）颈动脉杂音及足背动脉、腘动脉及胫后动脉搏动情况。

　　（7）音叉振动觉、腱反射、10 克尼龙丝检查等。

（三）辅助检查

　　（1）尿常规　尿糖、尿酮体、尿蛋白加镜检。

　　（2）糖化血红蛋白（HbA_{1c}）、糖化血清蛋白（GSP）。

　　（3）胰岛素（或 C 肽）释放试验　通过 OGTT，测定空腹与餐后 0.5 小时、1 小时、

2 小时血糖、胰岛素或 C 肽。已确诊糖尿病者此试验可用馒头（100g）代替葡萄糖。进行该试验最好停用降糖药物或胰岛素，但要个体化考虑。

（4）胰岛自身免疫抗体测定　胰岛细胞抗体（ICA）、胰岛素自身抗体（IAA）、谷氨酸脱羧酶抗体（GADA）、蛋白酪氨酸磷酸酶抗体（IA-2Ab）等。

（5）肝肾功能、血脂谱、血钾、钠、氯、钙、磷、二氧化碳结合力、红细胞沉降率、纤维蛋白原、高敏 C 反应蛋白、同型半胱氨酸等检测。

（6）24 小时尿微量白蛋白定量或 24 小时尿蛋白定量分析；内生肌酐清除率测定（Ccr）；必要时测定肾小球滤过率（GFR）。

（7）眼底检查，必要时行眼底荧光照影。

（8）通过血管超声、心电图、超声心动图、运动负荷试验等了解大血管及心脏状况。

（9）对糖尿病足伴骨髓炎者可行局部 X 光检查了解有无骨质破坏或死骨片。

（10）有指征时，可行神经传导速度等检查。

（11）对于血糖波动大或反复低血糖者可进行连续血糖监测。

（12）必要时行血皮质醇、胰高血糖素、生长激素、甲状腺激素、儿茶酚胺等测定，以排除继发性糖尿病。

（四）糖尿病诊断

糖尿病的临床诊断应依据静脉血浆血糖，而不是毛细血管血的血糖检测结果。我国目前采用 WHO（1999 年）糖尿病诊断标准、糖代谢状态分类标准（表 21-1，表 21-2）。

表 21-1　糖尿病诊断标准（WHO，1999 年）

诊断标准	静脉血浆葡萄糖水平 mmol/L（mg/dl）
糖尿病症状（高血糖所导致的多饮、多食、多尿、体重下降、皮肤瘙痒、视物模糊等急性代谢紊乱表现）加随机血糖	≥11.1（200）
空腹血糖（FPG）	≥7.0（126）
葡萄糖负荷后 2 小时血糖	≥11.1（200）

随机血糖指不考虑上次用餐时间，一天中任意时间的血糖，不能用来诊断空腹血糖受损或糖耐量减低；空腹状态指至少 8 小时未进食热量。无糖尿病症状者，需另日重复检查明确诊断。

表 21-2　糖代谢状态分类标准（WHO，1999 年）

糖代谢分类	静脉血浆葡萄糖水平 mmol/L（mg/dl）	
	空腹血糖（FPG）	糖负荷后 2 小时血糖（2hPPG）
正常血糖（NGR）	<6.1（110）	<7.8（140）
空腹血糖受损（IFG）	≥6.1（110）～<7.0（126）	<7.8（140）
糖耐量减低（IGT）	<7.0（126）	>7.8（140）～<11.1（200）
糖尿病（DM）	≥7.0（126）	≥11.1（200）

IFG 和 IGT 统称为糖调节受损（IGR，即糖尿病前期）。

（五）糖尿病分型

我国目前采用 WHO（1999 年）的糖尿病病因学分型体系。该体系分型的基础主要根据病因学证据。在这个分型体系中，糖尿病共分 4 大类，即 1 型糖尿病、2 型糖尿病、妊娠糖尿病和特殊类型的糖尿病，前 3 类为临床常见类型。

1. 1 型糖尿病

1 型糖尿病的病因和发病机制尚不清楚，显著的病理生理学特征是胰岛 B 细胞数量显著减少和消失所导致的胰岛素分泌显著下降或缺失。在 WHO（1999 年）糖尿病分型建议中，根据病因不同将 1 型糖尿病分为两类：自身免疫介导性糖尿病（1A 型）和特发性 1 型糖尿病（1B 型）。

（1）1A 型糖尿病　包括急性发病的经典 1 型糖尿病和缓慢发病的成人晚发自身免疫性糖尿病（LADA）两种类型。二者鉴别点在于前者多见于青少年，症状重，体重下降明显，由于酮症或 DKA 需依赖胰岛素治疗；后者多成年发病（平均年龄为 31.8 岁），发病过程相对缓慢，病初可用饮食和（或）口服降糖药控制血糖，从起病到无诱因出现酮症或 DKA 需胰岛素治疗的时间平均为 2.7 年（0.5～8 年）。二者均存在胰岛自身抗体阳性。

（2）1B 型糖尿病　其发病特点与 1A 型糖尿病近似，但无自身免疫机制参与的证据，各种胰岛自身抗体检查始终为阴性。暴发性 1 型糖尿病（FDM）是日本学者在 2000 年提出的 1 型糖尿病的新亚型，被归入 1B 型范畴。

2007 年日本 FDM 研究组制订的诊断标准如下：

①高血糖症状出现 1 周内发生酮症或 DKA。

②空腹 C 肽＜0.1 nmol/L，餐后 2 小时 C 肽＜0.17 nmol/L。

③初诊时空腹血糖＞16mmoL/L，但 HbA_{1c}＜8.5%。

以上 3 条均符合时即可诊断为 FDM。

如果患者②、③点符合但病程超过 1 周，也应高度怀疑为 FDM。其他表现：起病前常有前驱症状如发热、上呼吸道感染或胃肠道症状；ICA、IAA、IA-2Ab 均为阴性，4.8%的患者 GADA 阳性；多数患者出现一过性胰酶、转氨酶升高。

2. 2 型糖尿病

2 型糖尿病的病因和发病机制目前亦不明确，显著的病理生理学特征为胰岛 B 细胞功能缺陷所导致的胰岛素分泌减少（或相对减少）或胰岛素抵抗所导致的胰岛素在机体内调控葡萄糖代谢能力的下降或两者共同存在。与 1 型糖尿病相比，2 型糖尿病有其自身的临床特点（表 21-3）。

表 21-3　青少年 1 型糖尿病和 2 型糖尿病主要鉴别要点

鉴别点	1 型糖尿病	2 型糖尿病
起病	急性起病	起病隐匿
临床特点	起病年龄多＜30 岁	年龄多＞40 岁
	体型多不胖	常肥胖
	烦渴、多饮、多尿、体重下降等症状明显	症状多不明显
		常合并黑棘皮病、多囊卵巢综合征、脂肪肝、高脂血症
遗传倾向	多无糖尿病家族史	较强的 2 型糖尿病家族史
酮症	自发酮症倾向或 DKA	通常没有自发酮症

鉴别点	1 型糖尿病	2 型糖尿病
C 肽	低/缺乏	正常/升高
免疫学标记物（ICA，IAA，GADA，IA-2A 等）	常阳性	阴性
治疗	依赖胰岛素	生活方式、口服降糖药或胰岛素
其他自身免疫性疾病	常合并	多无

3. 妊娠糖尿病

妊娠糖尿病（GDM）是指在妊娠期间首次发生或发现的糖耐量减低或糖尿病。

美国糖尿病协会（ADA）制定的《糖尿病诊疗指南》（简称 ADA 指南）（2020 年）对 GDM 筛查和诊断做了新的调整：推荐采用 OGTT 筛查的一步法诊断 GDM，其界定的空腹、服糖后 1 小时及 2 小时血糖值及诊断条件均有下调。具体建议如下。

（1）对于有危险因素的个体　第一次产前检查应采用标准的普通糖尿病的诊断标准进行筛查，筛检出孕前未被诊断的糖尿病。高危因素包括：严重肥胖、GDM 病史或大于胎龄儿分娩史、存在尿糖、确诊为多囊卵巢综合征、2 型糖尿病家族史。

（2）未确诊糖尿病的孕妇　应在妊娠 24～28 周采用 75g 2 小时 OGTT 来筛查 GDM，任意一点血糖超过诊断切点水平即可诊断为 GDM（表 21-4）。

表 21-4　GDM 诊断标准（ADA，2011 年）

75gOGTT	血糖（mmol/L）	血糖（mg/dl）
空腹	5.1	92
服糖后 1 小时	10.0	180
服糖后 2 小时	8.5	153

（3）产后管理　对 GDM 患者在产后 6～12 周和产后 1 年行 75g OGTT 评估糖代谢状态。有 GDM 病史的妇女应在产后终身进行糖尿病或糖尿病前期的筛查，至少每 3 年进行 1 次。

4. 特殊类型糖尿病

特殊类型糖尿病是在不同水平上（从环境因素到遗传因素或两者间的相互作用）病因学相对明确的一些高血糖状态。

（1）胰岛 B 细胞功能遗传性缺陷　系由于单基因突变致胰岛 B 细胞功能缺陷引起的糖尿病，如成人起病的青少年糖尿病（MODY）、线粒体母系遗传糖尿病等。其中 MODY 共发现了 11 个亚型的致病基因，其临床特点是：①家系中疾病传递符合孟德尔单基因遗传规律，为常染色体显性遗传，有 3 代或 3 代以上家系遗传史；②起病年龄早，至少一位患病成员起病年龄＜25 岁；③确诊糖尿病后至少 2 年不需用胰岛素控制血糖。线粒体母系遗传糖尿病的临床特点是：呈母系遗传，起病年龄早，起病初常不需胰岛素治疗，无酮症倾向，但无肥胖或反而消瘦，多数终需胰岛素治疗；常伴不同程度听力障碍；少数患者可有能量需求较大器官（神经、肌肉、视网膜、造血系统等）损害的表现或血乳酸升高。

（2）胰岛素作用遗传性缺陷　由于胰岛素受体基因突变导致胰岛素作用障碍，发生严重胰岛素抵抗，如 A 型胰岛素抵抗、矮妖精貌综合征、脂肪萎缩性糖尿病等。

（3）胰腺外分泌疾病　包括胰腺炎、胰腺肿瘤、胰腺囊性纤维化、血色病、纤维钙化性胰腺病等，导致胰腺内外分泌功能进行性破坏，并继发糖尿病；创伤或胰腺切除术后发生糖尿病为机械破坏原因。

（4）内分泌疾病　包括肢端肥大症、库欣综合征、胰高糖素瘤、嗜铬细胞瘤、甲状腺功能亢进症等，由于胰岛素拮抗激素如生长激素、糖皮质激素、胰高血糖素、儿茶酚胺、甲状腺激素等分泌过多导致糖代谢紊乱。

（5）药物和化学品所致糖尿病　包括 Vacor（N-3 吡啶甲基 N-P 硝基苯尿素）、烟酸、糖皮质激素、甲状腺激素、二氮嗪、β 受体激动剂、噻嗪类利尿剂、苯妥英钠、α-干扰素等。药物致糖尿病的原因可能是由直接或间接对胰岛 B 细胞功能的作用，或在肝脏或肝外部位对胰岛素作用的结果引起，或者可能归因于上述因素的联合作用。

（6）感染引发的糖尿病　如先天性风疹、巨细胞病毒感染等。病毒感染在有遗传易感基因的个体可致胰岛 B 细胞破坏而发生糖尿病，可能参与了自身免疫介导性 1 型糖尿病的发生。

（7）不常见的免疫介导糖尿病　胰岛素受体抗体病、僵人（Stiff-man）综合征、胰岛素自身免疫综合征等。

（8）其他与糖尿病相关的遗传综合征　与超过50个显著的罕见遗传综合征和糖耐量异常有关，包括 Down 综合征（21 三体）、Klinefelter 综合征（47，XXY）、Turner 综合征（45，XO），Wolfram 综合征、Friedreich 共济失调（脊髓小脑共济失调）、Huntington 舞蹈病、Laurence-Moon-Beidel 综合征、强直性肌营养不良、卟啉病、Prader-Willi 综合征等。

【治疗原则】

糖尿病治疗包括饮食控制、合理运动、血糖监测、糖尿病自我管理教育、合理应用降糖药物等，同时注意控制血压、血脂、体重，以及阿司匹林的使用。本常规遵循2017 年中国 2 型糖尿病防治指南制定治疗原则。

（一）医学营养治疗

应控制膳食总能量的摄入，一般按 25kcal/（kg·d）给予，根据体力活动强度适量增减；维持合理体重：超重/肥胖患者减少体重的目标是在 3~6 个月期间体重减轻 5%~10%；消瘦患者应通过均衡的营养计划达到并长期维持理想体重。

（1）脂肪　膳食中脂肪所提供的能量不超过总能量的 30%，饱和脂肪酸的摄入量不超过总能量的 7%，不宜摄入反式脂肪酸，食物中胆固醇摄入量＜300mg/d。

（2）碳水化合物　膳食中碳水化合物所提供的能量应占总能量的 50%~65%。低血糖指数食物有利于血糖控制，但应同时考虑血糖负荷。糖尿病患者适量摄入糖醇和非营养性甜味剂是安全的。

（3）蛋白质　肾功能正常者，推荐蛋白质的摄入量占总能量的 15%~20%；有显性蛋白尿的患者蛋白摄入量＜0.8g/（kg·d）；从肾小球滤过率（GFR）下降起，即应实施低蛋白饮食＜0.6g/（kg·d），并同时补充复方α-酮酸制剂。

（4）饮酒　不推荐糖尿病患者饮酒。饮酒时需把饮酒中所含的热量计算入总能量范围内。女性一天饮酒的酒精量不超过 15g，男性不超过 25g（15g 酒精相当于 350ml 啤酒、150ml 葡萄酒或 45ml 蒸馏酒），每周不超过 2 次。酒精可能诱发使用胰岛素促泌剂或胰岛素治疗的患者出现低血糖。

（5）膳食纤维 豆类、富含纤维的谷物类（每份食物≥5g 纤维）、水果、蔬菜和全麦食物均为膳食纤维的良好来源，提高纤维摄入量对健康是有益的。建议糖尿病患者首先达到为普通人群推荐的膳食纤维每日摄入量，即 10～14g/kcal。

（6）盐 食盐摄入量限制在每天 6g 以内，合并高血压患者更应严格限制摄入量。限制摄入含盐量高的调味品或食物，例如味精、酱油、加工食品、调味酱等。

（二）运动治疗

鼓励患者养成健康的生活习惯，将有益的体育运动融入到日常生活中。运动方式、强度、频率应结合患者实际情况而定。一般推荐中等强度的有氧运动（快走、打太极拳、骑车、打高尔夫球和园艺活动等），运动时间每周至少 150 分钟，当运动量大或剧烈运动时应建议患者调整食物及药物，以免发生低血糖。空腹血糖＞16.7mmol/L、明显的低血糖症或血糖波动较大，以及有急性代谢并发症以及各种心肾等器官严重慢性并发症者暂不适宜运动。

（三）口服降糖药物治疗

根据作用机制不同，分为二甲双胍；促胰岛素分泌剂，包括磺脲类药物（格列本脲、格列美脲、格列齐特、格列吡嗪、格列喹酮）、格列奈类药物（瑞格列奈、那格列奈）；噻唑烷二酮类（马来酸罗格列酮、盐酸吡格列酮）；α-糖苷酶抑制剂（阿卡波糖、伏格列波糖）；二基肽酶-4（DPP-4）抑制剂（西格列汀、沙格列汀、维格列汀、阿格列汀、利格列汀）；SGLT-2 抑制剂（达格列净、恩格列静、卡格列净）。

药物选择应基于 2 型糖尿病的两个主要病理生理改变——胰岛素抵抗和胰岛素分泌受损来考虑。此外，患者的血糖波动特点、年龄、体重、重要脏器功能等也是选择药物时要充分考虑的重要因素。联合用药时应采用具有机制互补的药物，以增加疗效、降低不良反应的发生率。应注意：由于罗格列酮的安全性问题尚存争议，其使用在我国受到较严格的限制；对于未使用过罗格列酮及其复方制剂的糖尿病患者，只能在无法使用其他降糖药或使用其他降糖药无法达到血糖控制目标的情况下，才考虑使用罗格列酮及其复方制剂；对于已经使用罗格列酮及其复方制剂者，应评估其心血管疾病风险，在权衡用药利弊后决定是否继续用药。

（四）胰岛素治疗

（1）适应证 1 型糖尿病需胰岛素终身替代治疗；2 型糖尿病在下列情况时应考虑胰岛素治疗：①急性并发症或严重慢性并发症；②应激情况（感染、外伤、中等大小以上手术等）；③严重合并症及肝肾功能不全者；④妊娠及哺乳期内；⑤新诊断患者，HbA_{1c}≥9.0%且症状明显；⑥在采用有效的生活方式干预及两种或两种以上口服降糖药较大剂量治疗 3 个月后血糖仍不达标（HbA_{1c}≥7.0%）的患者；⑦新诊断并与 1 型糖尿病鉴别困难的消瘦患者；⑧病程中出现无明显诱因的体重显著下降。

（2）治疗方法 2017 年中国 2 型糖尿病防治指南指出，每日 1 次基础胰岛素或每日 1～2 次预混胰岛素均可作为胰岛素起始治疗方案，如基础胰岛素或预混胰岛素与口服药联合治疗控制血糖不达标则应将治疗方案调整为多次胰岛素治疗。

①起始治疗中基础胰岛素的使用：基础胰岛素包括中效人胰岛素和长效胰岛素类似物。当仅使用基础胰岛素治疗时，不必停用胰岛素促分泌剂。

使用方法：继续口服降糖药治疗，联合中效人胰岛素或长效胰岛素类似物睡前注射，起始剂量为 $0.1 \sim 0.3U/$（$kg \cdot d$）；根据患者空腹血糖水平调整胰岛素用量，通常每 $3 \sim 5$ 天调整 1 次，每次调整 $1 \sim 4U$，直至空腹血糖达标；但如 3 个月后空腹血糖控制理想但 HbA_{1c} 不达标，则应考虑调整胰岛素治疗方案。

②起始治疗中预混胰岛素的使用：预混胰岛素包括预混人胰岛素和预混胰岛素类似物。根据患者的血糖水平，可选择每日 $1 \sim 2$ 次的注射方案。当使用每日 2 次注射方案时，应停用胰岛素促泌剂。

每日 1 次预混胰岛素：起始剂量一般为 $0.2U/$（$kg \cdot d$），晚餐前注射。根据患者空腹血糖水平调整胰岛素用量，通常每 $3 \sim 5$ 天调整 1 次，每次调整 $1 \sim 4U$，直至空腹血糖达标。

每日 2 次预混胰岛素：起始剂量一般为 $0.2 \sim 0.4U/$（$kg \cdot d$），按 1:1 的比例分配到早餐前和晚餐前。根据空腹血糖和晚餐前血糖分别调整早餐前和晚餐前的胰岛素用量，每 $3 \sim 5$ 天调整 1 次，每次调整 $1 \sim 4U$，直至血糖达标。

1 型糖尿病在蜜月期阶段，可以短期使用预混胰岛素每日 $2 \sim 3$ 次注射。

③胰岛素强化治疗方案：在上述胰岛素起始治疗的基础上，经过充分的剂量调整，如患者的血糖水平仍未达标或出现反复的低血糖，需进一步优化治疗方案。可以采用"餐时+基础胰岛素"或每日 $2 \sim 3$ 次预混胰岛素类似物进行胰岛素强化治疗。包括多次皮下注射胰岛素和持续皮下胰岛素输注（CSII）两种形式。

CSII 的主要适用人群有：1 型糖尿病患者；计划受孕和已孕的糖尿病妇女或需要胰岛素治疗的妊娠糖尿病患者；需要胰岛素强化治疗的 2 型糖尿病患者。

（3）胰岛素治疗注意事项　应合理使用胰岛素，避免过度应用；单独使用胰岛素的主要不良反应是低血糖和体重增加。推荐采用"胰岛素＋口服药"联合方案，以增加降糖疗效，同时减少低血糖发生和体重增加的危险，例如二甲双胍与胰岛素联用或 α-糖苷酶抑制剂与胰岛素联用。

（五）胰高血糖素样肽 1（GLP-1）受体激动剂

此类药物通过激动 GLP-1 受体而发挥降糖作用，并有显著的降低体重作用。可单独使用或与其他口服降糖药物联合使用。目前国内上市的 GLP-1 受体激动剂为艾塞那肽、利拉鲁肽、贝那鲁肽、度拉糖肽（周制剂）均需皮下注射。GLP-1 受体激动剂单独使用不明显增加低血糖发生的风险。常见胃肠道不良反应如恶心、呕吐等多为轻到中度，主要见于初始治疗时，不良反应可随治疗时间延长逐渐减轻。有胰腺炎病史的患者禁用此类药物。

（六）手术治疗

2017 年中国 2 型糖尿病防治指南推荐通过腹腔镜操作代谢手术，手术方式主要有 4 种：①袖状胃切除术；②胃旁路术；③可调节胃束带术；④胆胰旁路术。

年龄在 $18 \sim 60$ 岁，一般状况较好，手术风险较低，经生活方式干预和各种药物治疗难以控制的 2 型糖尿病（$HbA_{1c} > 7.0\%$）或伴发疾病并符合以下条件的 2 型糖尿病患者，可考虑代谢手术治疗。

（1）可选适应证　BMI≥32.5kg/m²，有或无合并症的 2 型糖尿病，可行代谢手术。

（2）慎选适应证　27.5kg/m²≤BMI＜32.5kg/m² 且有 2 型糖尿病，尤其存在其他心血管风险因素时，可慎重选择代谢手术。

（3）暂不推荐　25.0kg/m²≤BMI＜27.5kg/m²。但如果有以下情况可以考虑手术：合并 2 型糖尿病，并有中心型肥胖（腰围男性≥90cm，女性≥85cm），且至少有额外的下述 2 条代谢综合征组分：高 Tg、低 HDL-C、高血压。手术应在患者知情同意情况下，严格按研究方案进行。这些手术的性质应被视为纯粹的临床研究，且事先应有医学伦理委员会批准；目前证据不足，暂不推荐为临床常规治疗方法。

（七）综合控制目标

1. 血糖控制目标"个体化"

2017 年中国 2 型糖尿病防治指南建议：对大多数非妊娠成年 2 型糖尿病患者而言，合理的 HbA_{1c} 控制目标为＜7%；病程较短、预期寿命较长、没有并发症、未合并心血管疾病的 2 型糖尿病患者在不发生低血糖的情况下，应使用更严格的 HbA_{1c} 控制目标（如＜6.5%，甚或尽可能接近正常水平）；儿童、老年人、有频发低血糖倾向、预期寿命较短以及合并心血管疾病或严重的急、慢性疾病等患者的血糖控制目标宜适当放宽。提倡糖尿病患者自我监测血糖，以了解血糖控制状况，同时也是使血糖达标并防止低血糖的重要措施。

2. 注重心血管多重危险因素控制

对于糖尿病患者应采用科学、合理、基于循证医学的针对性综合性治疗策略，包括控制高血糖、高血压、血脂异常、高凝、肥胖症等心血管多重危险因素，以最大限度地提高糖尿病患者的生存质量和预期寿命（表 21-5）。

表 21-5　2 型糖尿病的控制目标

指标		目标值
血糖（mmol/L）*	空腹	4.4～7.0（79.2～126mg/dl）
	非空腹	＜10.0（180mg/dl）
HbA_{1c}（%）		＜7.0
血压（mmHg）		＜130/80
HDL-C（mmol/L）	男性	＞1.0（40mg/dl）
	女性	＞1.3（50mg/dl）
甘油三酯（mmol/L）		＜1.7（150mg/dl）
LDL-C（mmol/L）	未合并动脉粥样硬化性心血管疾病	＜2.6（100mg/dl）
	合并动脉粥样硬化性心血管疾病	＜1.8（70mg/dl）
体重指数（BMI，kg/m²）		＜24
尿白蛋白/肌酐比（mg/mmol）	男性	＜2.5（22mg/g）
	女性	＜3.5（31mg/g）
尿白蛋白排泄率（μg/min）		＜20（30mg/d）
主动有氧活动（分钟/周）		≥150

*毛细血管血糖。

第二十二章　糖尿病酮症酸中毒

糖尿病酮症酸中毒（DKA）是糖尿病患者在某些诱因作用下，代谢紊乱急剧恶化而导致的糖、脂肪、蛋白质、水、电解质和酸碱平衡失调的糖尿病急性并发症。

【病因】

（一）病因

1 型糖尿病（T1DM）和 2 型糖尿病（T2DM）均可发生，T1DM 比 T2DM 常见。近年来的研究及临床观察有以酮症起病的成人隐匿性自身免疫糖尿病（LADA），LADA是 T1DM 中的一种亚型。大量文献资料表明，胰岛素缺乏和升血糖激素引起的胰岛素抵抗在 DKA 发展中起重要作用。T1DM 胰岛素绝对缺乏，当任何原因引起的胰岛素治疗中断或存在感染等诱发因素时都可诱发 DKA，严重患者可在无任何诱因的情况下自发地发生 DKA；T2DM 为胰岛素分泌相对不足，常是在存在一些诱因的情况下发生 DKA。

诱因：感染是 DKA 最常见的诱因，占 20%～40%，其中泌尿系统和肺部感染最为常见；其次为各种应激情况，如严重外伤、手术、卒中、妊娠、器官移植和血液透析等；另外还包括一些有抑制胰岛素分泌或拮抗胰岛素作用的药物，如糖皮质激素、生长激素、二氮嗪、苯妥英钠、肾上腺素、氢氯噻嗪和奥曲肽等。多数患者发病均有诱因，故详细询问发病的诱因十分重要，如泌尿系感染的症状，有无咳嗽、发热、寒战，近期是否有新药应用；育龄妇女还需询问妊娠史，必要时在初诊时进行早孕试验。有10%～30%的 DKA 患者可无诱发因素。

（二）发病机制

酮体包括乙酰乙酸、β-羟丁酸和丙酮。正常情况下，葡萄糖无氧糖酵解的终产物为丙酮酸，在丙酮酸羧激酶的作用下，被氧化为乙酰乙酸。DKA 时，三羧酸循环受阻，乙酰乙酸不能被氧化代谢，在还原型辅酶 I（NADH）的参与下被氧化为 β-羟丁酸，后者在肝细胞线粒体内自动地转化为丙酮。其中，乙酰乙酸和 β-羟丁酸为强酸，可被血液中的缓冲系统所中和。如果所产生的酮体被全部中和，则只发生酮血症；如果不能被全部中和则引起酮症酸中毒。

DKA 的发病机制主要有两个方面：一是胰岛素绝对缺乏，曾有学者进行研究，检测 DKA 患者血清中胰岛素，为不可检出；另一方面是拮抗胰岛素的激素分泌增多。此前我们提到过的多种诱因可使此两种情况加重。

在上述两种因素共同作用下，一方面使葡萄糖不能被组织利用；另一方面拮抗胰岛素作用的激素（如儿茶酚胺、胰高血糖素、糖皮质激素）分泌增多使肝糖原和肌糖原分解增多，肝内糖异生作用增强，肝脏中糖释放增加，即：两者共同作用使血糖升高。大量的糖从尿中排出引起渗透性利尿、多尿症状加重，并可引起失水和血清电解质的紊乱。严重的体液丢失使血容量减少可导致休克和急性肾衰竭；失水还使肾血流量减少，使酮体从尿中排泄减少而加重酮症；此外，失水还使血渗透压升高，导致脑细胞脱水而引起神志改变。

　　另外，脂肪和蛋白质分解代谢增加，为肝内糖原异生提供基质。脂肪分解增加，血液和肝脏中的非酯化脂肪酸（NEFA）增加，在胰岛素绝对缺乏的情况下，NEFA 在肝内重新酯化受阻而不能被合成三酰甘油；同时由于糖的氧化受阻，NEFA 的氧化也受阻而不能被利用。因此，大量 NEFA 被转变为酮体。当酮体在体内堆积过多，血中存在的缓冲系统不能使其中和时出现酸中毒。

【诊断标准】

　　酮体在体内堆积依程度的轻重分为酮症和 DKA，前者为代偿期，后者为失代偿期。其酸中毒程度有轻、中、重之分；pH＜7.3 或血碳酸氢根＜15mmol/L 为轻度；pH＜7.2 或血碳酸氢根＜10mmol/L 为中度；pH＜7.1 或血碳酸氢根＜5mmol/L 为严重酸中毒。

（一）临床表现

1. 一般临床表现

　　多饮、多尿和体重减轻的症状通常加重，患者常感乏力。失水较明显，表现为体重减轻、口舌干燥、眼球凹陷、皮肤弹性差、脉速，严重者可能出现血压降低，甚至休克、少尿及急性肾衰竭。有酸中毒者呼吸常深而快，丙酮可经肺部排泄，使患者呼气中有酮味（烂苹果味），严重者出现深大呼吸（Kussmaul 呼吸）。轻症患者表现为神志清楚，但表情淡漠、反应迟钝，严重者可以昏迷。

2. 脑水肿

　　DKA 的患者发生神志模糊和昏迷有多种可能的原因。除 DKA 本身的原因外，最常见的原因为脑水肿。脑水肿可分为症状性和无症状性（亚临床型）两种，症状性脑水肿见于约 1% 的 DKA 的患者，而无症状性脑水肿相当常见，有研究报道经 MRI 证实脑室变窄者高达 50% 以上，而且绝大多数是在治疗中发生的，提示目前的 DKA 的治疗措施有促发脑水肿的可能。

3. 消化道症状

　　多数患者有不同程度的消化道症状，如恶心、呕吐和腹痛。少数患者腹痛剧烈，酷似急腹症，以儿童及老年患者多见。其发病机制尚不明了，可能与酸中毒有关。

4. 感染

　　有些患者可有体温降低而潜在的感染，需要警惕。如果入院时为低体温，经治疗后，体温升高，常提示感染的存在。

5. 体格检查

（1）可见皮肤弹性减退、眼球下陷、体重下降等脱水体征，可有心动过速。严重者出现直立性低血压或休克。

（2）呼吸深而快，呼出气中可闻及烂苹果味。严重酸中毒者，呼吸可受抑制。

（3）部分患者可出现脐周压痛，易误诊为急腹症，应与外科性腹痛鉴别。

（4）神经系统查体，重症患者出现神志淡漠、昏睡甚至昏迷，各种深、浅反射迟钝或消失。

（5）引起糖尿病酮症酸中毒的各种诱因的体征。

（二）实验室检查

1. 主要实验室检查

（1）尿糖及尿酮体均呈强阳性。

（2）血糖多数在 16.8mmol/L 以上，部分也可大于 33.3mmol/L。

（3）血酮大于 5mmol/L，严重病例可达 25~35mmol/L。特别是 β-羟丁酸升高。正常时，血中 β-羟丁酸与乙酰乙酸比值为 1，而 DKA 时，则常在 10 以上，故在有条件时直接测定血中 β-羟丁酸比测定酮体更为可靠。

（4）血 pH 低于 7.35（早期代偿者可于正常范围）；二氧化碳结合力（CO_2CP）降低；血 pH 值和碳酸氢根（HCO_3^-）常小于 10mmol/L；标准碳酸氢盐、实际碳酸氢盐、剩余碱等均呈不同程度的代谢性酸中毒表现。

（5）血清钠可降低或正常，严重脱水时血清钠可升高；尽管体内缺钾严重，但由于酸中毒时细胞内钾移向细胞外以及机体存在脱水，故治疗前血清钾可正常或升高，纠正酸中毒后血清钾可正常或降低；治疗早期可有低血磷出现。

（6）血肌酐、尿素氮、血乳酸测定均可不同程度增高。

（7）不论有无感染的存在，因为存在应激、酸中毒和脱水等情况，故 DKA 患者的周围血白细胞计数常升高，特别是中性粒细胞的增高很明显，如无感染存在治疗后常迅速恢复正常。

2. 其他检查

根据需要进行有关诱因的检查。

（三）鉴别诊断

1. 早期诊断线索

临床上，当糖尿病患者遇有下列情况时要想到 DKA 的可能：①有加重胰岛素绝对或相对不足的因素，如胰岛素突然减量、停用，胰岛素失效，感染，应激，进食过多高糖、高脂肪食物或饮酒等；②恶心、呕吐、食欲减退；③呼吸加深、加快；④头昏、头痛、烦躁或表情淡漠；⑤失水；⑥心率加快、血压下降，甚至是休克；⑦血糖明显升高；⑧酸中毒；⑨昏迷。

2. 诊断依据

DKA 临床诊断不难，可根据：①有糖尿病病史，以酮症为首发临床表现者则无；②血糖和血酮或血 β-羟丁酸明显升高；③呼气中有酮味；④呼吸深快，有失水征和神志障碍等。

3. 糖尿病并发昏迷的鉴别

表 22-1　糖尿病并发昏迷的鉴别

项目	酮症酸中毒	低血糖昏迷	高渗性昏迷	乳酸性酸中毒
病史	糖尿病及 DKA 诱因	糖尿病治疗、进餐少、活动过度	老年人多无糖尿病史，常有感染、呕吐、腹泻	慢性肾功能不全、低血容量性休克、心衰、饮酒、服苯乙双胍
早期症状	起病慢(1~4 天)，厌食、恶心、口渴、多尿、嗜睡	起病急（小时计算），饥饿、多汗、心悸、手抖	起病慢(1~2 周)，嗜睡、幻觉、抽搐	起病较急（1~24 小时），厌食、恶心、昏睡、伴发病
体征				
皮肤	失水，干燥	潮湿，多汗	失水	失水，潮红
呼吸	深而快	正常	快	深而快

	酮症酸中毒	低血糖昏迷	高渗性昏迷	乳酸性酸中毒
脉搏	细速	速而饱满	细速	细速
血压	下降，正常	正常；稍高	下降	下降
实验室检查				
尿糖	（++++）	阴性；（+）	（++++）	阴性；（+）
尿酮	（+～+++）	阴性	阴性；（+）	阴性；（+）
血糖	升高 16.7～33.3mmol/L	显著降低＜2.5mmol/L	显著升高＞33.3mmol/L	正常；升高
血钠	降低；正常	正常	正常；显著升高	正常；升高
pH 值	降低	正常	正常；降低	降低
CO$_2$CP	降低	正常	正常	降低
血乳酸	稍升高	正常	正常	显著升高
血浆渗透压	正常；稍高	正常	显著升高	正常

【治疗原则】

DKA 是糖尿病的一种急性并发症，一旦确诊应住院治疗，严重者应立即进行抢救。治疗措施包括：①纠正失水与电解质平衡失调；②补充胰岛素；③纠正酸中毒；④去除诱因；⑤对症治疗与并发症的治疗；⑥加强护理与监测。

（一）轻症病例

对轻度脱水、代偿性酸中毒又能正常进食的患者，可口服多量盐水或静脉滴注生理盐水，积极治疗诱因；同时，可用短效胰岛素 20U 皮下注射，并根据血糖情况调整胰岛素用量，血糖及酮症酸中毒可能在短时间内控制。

（二）重症病例

1. 住院急救

准备重病特护治疗单：记录心电图和液体出入量等。在抢救过程中，血糖、血钾、血气分析、尿糖和尿酮应每 2～4 小时测定一次，重症初期一般宜 1～2 小时测定一次。

2. 胰岛素治疗

DKA 时，胰岛素绝对缺乏，故补充胰岛素是纠正 DKA 的关键。短效胰岛素持续静脉滴注，常用剂量每小时 4～6U（平均 5U）或 0.1U/kg；病情严重者，可在持续静脉滴注胰岛素之前，静脉推注胰岛素 10～20U，若 2 小时后血糖无明显下降，胰岛素剂量可以加倍；出现低血糖反应时，减慢输液速度或生理盐水加量；血糖下降至 13.9mmol/L 以下时，改为 5%葡萄糖或糖盐水按葡萄糖/胰岛素比例（2～4）g:1U 加入胰岛素，尿酮转阴后可过渡到平时治疗；当血糖下降至 8.3mmol/L 时，如不能进食，继续静脉滴注葡萄糖液，按每 4～5g 糖加 1U 胰岛素滴入。

注意：中国胰岛素泵治疗指南中提出，酮症酸中毒患者不宜应用胰岛素泵治疗。

3. 补充液体

补液原则为"先盐后糖、先晶后胶、见尿补钾"。

（1）补液种类 首先补给生理盐水；第二阶段补充 5%葡萄糖或糖盐水。

（2）补液速度　补液总量按原体重的 10% 估计，先快后慢。无心肾功能障碍者，第 1～2 小时内可补充生理盐水 1000～2000ml，以后可根据血压、心率、尿量、周围循环状况决定输液量和输液速度，第一个 24 小时输液总量约在 3000～5000ml；低血压和休克者可输入胶体溶液，同时抗休克治疗；当血糖降至 13.9mmol/L 以下时，应开始给予 5%葡萄糖生理盐水溶液静脉滴注；对老年人或心功能不全患者，应在中心静脉压监护下调整输液速度及输液量；鼓励清醒者饮水，也可插胃管从胃肠道补液，补液持续至病情稳定且能进食为止。绝大多数伴有低血压的 DKA 患者输入等渗盐水 1000～2000ml 后血压上升。如果血压仍低于 12.0/8.00kPa（90/60mmHg），可给予血浆或其他胶体溶液 100～200ml，可获得明显改善；如果效果仍差，可静脉给予糖皮质激素（如地塞米松 10mg 或氢化可的松 100mg），甚至可适当予以血管活性药物，并注意在用糖皮质激素后应适当增加胰岛素的剂量。

4. 补钾

因脱水，最初血钾水平可高于正常，则应在补液基础上观察 1～2 小时后再决定是否补钾；严重肾功能不全者，每小时排尿量 30ml 以下者切忌补钾。严重低钾者应立即补钾，当血清钾升至 3.3mmol/L 时，开始胰岛素治疗；治疗开始前，如血钾低或者正常，在胰岛素及补液治疗同时补钾（一般补充氯化钾，如患者有严重的低磷血症且不能口服补磷，可合并补充磷酸钾），通常于每 500ml 补钾液中加 10%氯化钾溶液 10～15ml 静脉滴注，24 小时总量 3.0～6.0g；以后在血钾测定及心电图严密监测下调整剂量，逐步纠正低血钾，待患者能进食后，改为口服补钾。

5. 纠正酸中毒

（1）当血 pH＞7.1 时，不补碱性药物，随代谢紊乱的纠正酸中毒可纠正。

（2）当血 pH6.9～7.1 时，适度补碱，用 50mmol 碳酸氢钠（5%碳酸氢钠 84ml）稀释于 200ml 注射用水中静脉滴注。

（3）当血 pH＜6.9 时，用 100mmol 碳酸氢钠加 400ml 注射用水以 200ml/h 速度静脉滴注，每 2 小时监测静脉血 pH 一次（比动脉血低 0.03），直至 pH 至 7.2 时停止补碱。

6. 其他治疗

（1）去除 DKA 的诱因　同时治疗感染、外伤、卒中和心肌梗死等 DKA 的诱因。

（2）补磷　DKA 常并发低血磷，因不引起临床症状，故一般可不予治疗；若治疗开始测定即有明显低磷，可酌情补充磷酸钾缓冲剂，治疗过程中需注意低血钙及低血镁的发生。

（3）抗感染　有感染者，选用合适的抗生素。有少数患者可以体温正常或低温，特别是昏迷者，不论有无感染的证据，均应采用适当的抗生素以预防和治疗感染。

（4）经补液扩容治疗后仍有休克者，可给予输血或血浆。

（5）昏迷伴腹胀者，可作胃肠减压，防止吸入性肺炎。

（6）有尿潴留者，给予导尿。

（7）积极防治糖尿病酮症的并发症，如心力衰竭、深部血管栓塞、脑水肿等。

7. 治疗不当时可能出现的并发症

（1）低血糖和低钾血症是治疗过程中常见的并发症，严格按照治疗原则进行治疗，两者均可以避免；治疗中也可出现低磷血症，患者可以进食和饮水后，应立即予口服补磷，而补磷治疗后，还可能出现低钙血症，因此在补磷治疗前需了解血钙水平；还可出现高氯血症以及高氯性酸中毒，DKA 时氯离子丢失较钠离子少，而补液治疗，钠离子与氯离子比例相同，可使氯离子相对过多，出现高氯血症，高氯血症在临床上通常无严重后果，但可表现为治疗后阴离子间隙恢复正常，而碳酸氢根（HCO_3^-）仍持续降低。

（2）DKA 治疗中还可出现肺水肿和（或）呼吸窘迫，常见于老年人，原因可能是补液速度过快、左心室功能不全或毛细血管渗漏综合征。因此，动态监测氧饱和度、液体出入量甚至有创性血流动力学检查均十分必要。

（3）脑水肿是比较少见的并发症，多见于儿童。在 DKA 纠正过程中补碱后二氧化碳透过血-脑脊液屏障比 HCO_3^- 快，二氧化碳与水结合后形成碳酸，使脑细胞发生酸中毒。同时，补碱过多，可使脑细胞内外渗透压失衡而引起脑水肿。就诊时二氧化碳分压较低和血尿素氮水平高，治疗时血钠上升缓慢，需要补充碳酸氢钠治疗的患者均有出现脑水肿的危险。一旦发生脑水肿，治疗上仍采用高渗性脱水。多数研究显示，患者脑水肿的发生与补液速度或血糖降低速度无明显相关性。

（4）静脉血栓形成和肺栓塞是少见的并发症，脱水和电解质紊乱使血液处高凝状态，老年或肥胖患者，需考虑预防性抗凝治疗。

（三）临床转归与并发症

DKA 的预后如何关键在于及时诊断和正确处理。早期积极、正确的抢救已使 DKA 的死亡率明显降低，但老年人及全身情况差的患者死亡率仍很高。死亡的主要原因为糖尿病所并发的脑卒中、心肌梗死、休克、严重感染和多脏器功能衰竭等。妊娠并 DKA 时，患者死亡率较单纯 DKA 要高。妊娠期反复发作 DKA 是导致胎儿死亡或胎儿宫内发育迟滞的重要原因之一。

【预后】

患者教育以及提供咨询服务是预防疾病的基础。感染和胰岛素用量不足是 DKA 最常见的诱因，教会患者在出现应激和感染时如何控制血糖，使患者理解此时频繁监测血糖、尿酮和体温以及必要时监测血压、脉搏和体重的重要性，并嘱咐在出现呕吐等不适时须及时就医。

此外，由于近年来钠-葡萄糖协同转运蛋白 2 抑制剂（SGLT-2 抑制剂）在临床上的应用逐渐增多，有一些关于其导致糖尿病酮症酸中毒的病例报道，但目前仍无确切的证据证实其因果关系。但需要注意，使用 SGLT-2 抑制剂的患者发生糖尿病酮症酸中毒时其血糖水平可能并不会显著升高。因此，对于使用 SGLT-2 的患者，当出现恶心、纳差等可疑糖尿病酮症酸中毒症状时应及时检测血酮等指标，以确定诊断、及早治疗。

第二十三章　糖尿病非酮症高渗性昏迷

糖尿病非酮症高渗性昏迷（HNDC）是糖尿病患者严重的急性并发症，发生率低于糖尿病酮症酸中毒，且多见于老年 2 型糖尿病患者，有或无糖尿病史，无明显酮症酸中毒，以严重高血糖、血浆渗透压增高及脱水为特点，患者可有不同程度的意识障碍，病死率高。

【诊断标准】

（一）临床表现

1. 病史

常见诱因有感染、输入过多葡萄糖液体或进食大量甜食等，或某些疾病。

2. 临床表现

起病缓慢，以严重脱水和意识障碍为主。

（1）高渗脱水症状　烦渴、唇舌干裂、皮肤干燥、弹性差、眼窝深陷、少尿、无尿，一般脱水量为体液的 10%～15%，严重可达 25%。

（2）神经系统症状　神志改变、失语、偏瘫、昏迷等症状，锥体束征可呈阳性反应。

（二）实验室检查

（1）严重高血糖（多为 33.3～66.6mmol/L）。

（2）尿糖强阳性；血酮阴性或弱阳性；尿比重较高，常伴有蛋白尿和管型尿。

（3）血钠多升高（可达 155mmol/L 以上）。

（4）总血浆渗透压增高（一般 350mOsm/L 以上）。血浆渗透压显著增高是 HNDC 的重要特征和诊断依据。除了直接测定血浆渗透压外，还可以用下列公式计算：血浆渗透压 mOsm/L=2×（Na^+＋K^+）mmol/L＋（血糖）mmol/L＋（尿素氮）mmol/L。如果不计算尿素氮，结果为有效血浆渗透压，超过 320 mOsm/L 则为高渗。

（5）血尿素氮、肌酐增高，酮体血酮正常或略高，可伴有肾前性肾功能不全。

诊断 HNDC 的实验室诊断参考标准是：①血糖≥33.3mmol/L；②有效血浆渗透压≥320mOsm/L；③血清碳酸氢根≥15mmol/L，或动脉血 pH≥7.30；④尿糖呈强阳性，而尿酮呈阴性或弱阳性。

【治疗原则】

治疗主要包括积极补液，纠正脱水；小剂量胰岛素静脉输注控制血糖、纠正水电解质和酸碱失衡，以及去除诱因与治疗并发症。

1. 补液

输液总量按患者原体重的 10%计算，最初 2 小时内可快速补充 0.9%生理盐水 1000～2000ml，前 12 小时给输液总量的 1/2 再加上当日的尿量，其余在 24 小时内输入。原则上不太主张补充低渗盐水，原因是低渗盐水不易获得，另外低渗盐水易使血浆渗透压下降过快，而增加脑水肿的风险。当血糖降至 16.7mmol/L，可改用 5%葡萄糖液，并按每 2～4g 葡萄糖加入 1U 胰岛素的比例静脉输注。输液过程中要监测尿量和心肺功能的变化。

2. 胰岛素治疗及补钾原则

参考酮症酸中毒，一般不需补碱。胰岛素一般采用小剂量胰岛素治疗方案，开始以 0.05～0.1U/（kg·h）胰岛素，治疗过程中注意血糖不宜下降过快，以免发生脑水肿。补钾治疗：与糖尿病酮症酸中毒相比较，血钾的丢失要少一些，因此治疗早期即开始补钾，24 小时内补钾 6～8g。

3. 去除诱因

如感染者，应用合适抗生素。

【预后】

HNDC 的预后不良，死亡率为 DKA 的 10 倍以上，抢救失败的主要原因是高龄、严重感染、重度心衰、肾衰、急性心肌梗死和脑梗死等。

第二十四章　糖尿病慢性并发症

糖尿病慢性并发症主要累及血管，已成为糖尿病致残、致死的最主要原因。其基本病理改变为动脉硬化和微血管病变。病变累及非常广泛，不论大、中、小动脉、毛细血管和静脉均可受累。糖尿病微血管并发症包括糖尿病肾病、视网膜病变和神经病变等，同高血糖密切相关，为糖尿病所特有。糖尿病大血管并发症包括冠心病、脑血管疾病和周围血管疾病等，除高血糖外，还同血脂异常、高血压、肥胖、高凝状态等其他危险因素密切相关。

第一节　糖尿病眼部并发症

糖尿病眼部并发症可累及眼部结构的每一部分，包括结膜、角膜、虹膜、晶体、视网膜、视神经、眼外肌、眼眶及附近结构等。

一、糖尿病视网膜病变

糖尿病视网膜病变（DR）是糖尿病最常见的眼部并发症，是成人致盲的最重要原因之一。

【诊断标准】

临床表现及分期：糖尿病视网膜病变随病程延长而发生发展并逐渐恶化，呈进行性发展过程，临床上常与不同程度的糖尿病肾病和神经病变同时存在。患者视力是否受损及受损状况主要取决于黄斑部位是否受累以及累及情况。

糖尿病视网膜病变（依据散瞳下检眼镜所见指标）的国际临床分级标准（表24-1）。

表24-1　糖尿病视网膜病变的国际临床分级标准（2002年）

病变严重程度	散瞳眼底检查所见
无明显视网膜病变	无异常
轻度非增殖期（NPDR）	仅有微动脉瘤
中度非增殖期（NPDR）	微动脉瘤，存在轻于重度 NPDR 的表现
重度非增殖期（NPDR）	出现下列任何一个改变，但无 PDR 表现： ①任一象限中有多于 20 处视网膜内出血 ②在两个以上象限有静脉串珠样改变 ③在一个以上象限有显著的视网膜内微血管异常
增殖期（PDR）	出现以下一种或多种改变 新生血管形成、玻璃体积血或视网膜前出血

糖尿病性黄斑水肿（DME）依据病变程度分为 2 类：无或有明显的 DME。如果存在 DME，可再分为轻、中和重度 3 级。对视网膜增厚需行三维检查，在散瞳下裂隙灯活体显微镜检查或眼底立体照像。糖尿病性黄斑水肿分级见表24-2。

表 24-2　糖尿病性黄斑水肿分级（2002 年）

病变严重程度	散瞳眼底检查所见
无明显糖尿病性黄斑水肿	后极部无明显视网膜增厚或硬性渗出
有明显糖尿病性黄斑水肿	后极部有明显视网膜增厚或硬性渗出
轻度	后极部存在部分视网膜增厚或硬性渗出，但远离黄斑中心
中度	视网膜增厚或硬性渗出接近黄斑但未涉及黄斑中心
重度	视网膜增厚或硬性渗出涉及黄斑中心

糖尿病一经确诊，医师即应告知患者糖尿病可能会造成视网膜损害以及首次接受眼科检查和随诊的时间。

成人和 10 岁及以上的儿童 1 型糖尿病患者在糖尿病发病后的 3 年内，应接受初次的由眼科专家或验光师在散瞳条件下进行的综合眼科检查；2 型糖尿病患者确诊后即应尽早接受初次的由眼科专家或验光师在散瞳条件下进行的综合眼科检查。此后，1 型糖尿病和 2 型糖尿病患者均应每年接受眼科专家或验光师的检查。

临床随访主要观察指标应包括全身指标和眼部指标。全身指标包括糖尿病病程、血糖（含糖化血红蛋白）、血脂、血压、肥胖、肾病及用药史等；眼部指标包括视力、眼压、房角、眼底（微血管瘤、视网膜内出血、硬性渗出、棉绒斑、视网膜内异常、静脉异常、新生血管、玻璃体积血、视网膜前出血、纤维增生等）等。

【治疗原则】

（一）全身治疗

1. 控制血糖

严格控制血糖，以延缓糖尿病视网膜病变的进展或使之得以缓解和改善。

2. 控制血压

良好的血压控制可延缓糖尿病视网膜病变的进展。

3. 控制血脂

血脂异常同糖尿病视网膜病变的发生发展密切相关。

4. 抗血小板治疗

有研究提示，阿司匹林和盐酸噻氯匹定可能延缓糖尿病视网膜病变的进展。

（二）局部治疗

激光治疗是糖尿病增殖性视网膜病变的首选治疗，是治疗糖尿病视网膜病变的最有效疗法。对增殖性糖尿病视网膜病变，当视网膜出血或新生血管出血，在视网膜表面形成薄膜、机化膜或条索时，可作玻璃体切割治疗。

1. 正常眼底和极轻度的 NPDR

眼底正常的糖尿病患者，每年有 5%～10%的人会出现 DR，因此，对于检眼镜检查正常或仅有极轻度 NPDR（仅有几个微血管瘤）的糖尿病患者，可暂不做处理，但应每年复查一次。

2. 轻度和中度的 NPDR

这部分患者除了微血管瘤，还会出现硬性渗出和出血斑，但程度比重度 NPDR 轻。对于此类患者，如果没有出现有临床意义的黄斑水肿（CSME）的症状和体征（如视物变形、明显的视力下降），应在 6～12 个月内复查（此期可进行彩色眼底照相，作为将来对比时的参考资料）；一旦出现黄斑水肿（特别是 CSME），需行彩色眼底照相、荧光素眼底血管造影（FFA）与光学相干断层成像（OCT）检查。根据早期治疗 DR 研究（ETDRS）的结果，CSME 定义为具有下列各项的任何一项：①黄斑中心凹 500μm 内视网膜增厚；②黄斑中心凹 500μm 内出现硬性渗出，并且与邻近的视网膜增厚相关；③一处或多处≥1 个视乳头直径的视网膜增厚，且距离黄斑中心凹＜1 个视乳头直径。

3. 重度 NPDR

重度 NPDR 发展为增殖型 DR（PDR）的危险性很高，约半数重度 NPDR 患者会在 1 年内发展为 PDR。因此，应当每 2～4 个月进行复查，检查时强调 FFA，以确定无灌注区和检眼镜下无法看到的新生血管。

对于重度 NPDR 的 2 型糖尿病患者，早期接受全视网膜光凝的效果要好于 1 型糖尿病患者。DR 研究提出了高危 PDR 的概念，其特征包括：①距视乳头 1 个视乳头直径范围内有新生血管，面积＞1/3 个视乳头；②玻璃体积血或视网膜前出血，并伴有范围不广泛的视乳头或者视网膜其他部位新生血管，面积≥1/2 个视乳头。

当重度 NPDR 患者的视网膜病变接近高危 PDR 时，应立即行全视网膜光凝。光凝完成后应每隔 2～4 个月随诊 1 次。但是，如果患者存在 CSME，应该先采用局部或者格栅样光凝治疗黄斑水肿，然后再进行全视网膜光凝，以避免全视网膜光凝加重黄斑水肿和导致视力进一步下降；对于伴有牵拉的 CSME，可实施玻璃体切割手术。

4. PDR

DR 患者一旦进入此期，如屈光间质条件允许（白内障、玻璃体积血没有明显影响眼底观察）应立即行全视网膜光凝。如前所述，如存在黄斑水肿应该先采用局部或者格栅样光凝治疗黄斑水肿，然后再进行全视网膜光凝，或者全视网膜光凝与局部光凝治疗同时进行，以避免全视网膜光凝加重黄斑水肿。

PDR 患者如果玻璃体积血不吸收、视网膜前出现纤维增殖甚至导致牵拉性视网膜脱离，应行玻璃体切割手术。此外，对于新生血管活跃（如出现虹膜红变）的患者，可联合使用抗血管内皮生长因子的单克隆抗体。

DR 引起的黄斑水肿，分为弥漫型和局部型两类。一般而言，局部型黄斑水肿主要是由于微动脉瘤和扩张的视网膜毛细血管的局部渗漏造成，可以采用对微动脉瘤的直接光凝；一旦出现弥漫型黄斑水肿，需要考虑黄斑区的格栅样光凝，并在 2～4 个月内进行复查。

二、白内障

糖尿病患者可出现晶状体混浊并导致视力下降。糖尿病性白内障是糖尿病患者中发病率仅次于视网膜病变的眼部病变。

【诊断标准】

（一）糖尿病性白内障

糖尿病性白内障又称真性糖尿病性白内障，比较少见，多发生于血糖控制不良的青少年糖尿病患者。多呈双眼发病，进展迅速，可在数周或数月内进展至晶体全混浊。糖尿病高渗昏迷时，也可引起暂时性晶状体混浊，甚至全混浊。

（二）一般性白内障

糖尿病患者中一般性白内障的发生率比同年龄组正常人高，病程长者发生率更高。其形态与一般老年性或年轻性白内障相同。

1. 皮质性白内障

初期表现为晶体皮质周边部楔形灰白色混浊，并逐渐增多，全部或大部分灰白色混浊，适宜手术。

2. 核性白内障

以晶体核部混浊为首发表现；强光下瞳孔缩小，视力影响更明显。因病情进展缓慢，可拖延数年后再行手术。

各种类型白内障最后均发展为全混浊。

【治疗原则】

目前没有任何药物可以使混浊的晶体重新再变为透明。早期病变可被控制，但发展到成熟或近成熟时，可行白内障摘除术；对未成熟双侧白内障或核性白内障患者，如对生活工作影响较大也可考虑手术治疗。随着人工晶体植入及白内障摘除手术技术的发展，手术时期可以相应提前。

第二节　糖尿病性肾脏病变

糖尿病性肾脏病变（简称糖尿病肾病）为糖尿病主要的微血管并发症，是导致糖尿病患者早发死亡的重要原因。

高血糖可累及肾脏的所有结构，其中肾小球结节性硬化或弥漫性硬化与糖尿病高血糖关系最为密切，其余则非为糖尿病所特有。

【诊断标准】

（一）糖尿病肾病分期

1 型糖尿病肾病可分为 5 期；2 型糖尿病肾病分期可参照 1 型分期，但进展更快。

（1）Ⅰ期　肾小球高滤过期：以 GFR 增高和肾体积增大为特征；X 线或超声显示肾脏体积增大；本期尚未出现组织学改变，血压多为正常。

（2）Ⅱ期　静息期（静息状态）：尿白蛋白排泄率（UAE）<20μg/min（或<30mg/24h），运动后 UAE 增加，但休息后可恢复至正常水平；肾小球结构开始出现破坏，可见肾小球基底膜（GBM）增厚和系膜基质增加；GFR 多高于正常，血压多在正常水平。

（3）Ⅲ期　微量白蛋白尿期（又称早期糖尿病肾病期）：主要表现为 UAE 持续在 20～200μg/min（相当于 30～300mg/24h）之间；GBM 增厚和系膜基质增加更加明显，已普遍出现结节性或弥漫性肾小球硬化改变，可见肾小球闭锁；GFR 大致正常或升高，血压可在正常范围或开始升高。

（4）Ⅳ期　临床糖尿病肾病期：显性白蛋白尿，UAE>200μg/min（或>0.5g/24h）；病理检查肾小球病变更为显著，可见部分肾小球硬化、灶状肾小管萎缩及间质纤维化；GFR 逐渐下降，可伴有水肿；几乎所有患者出现血压升高。

（5）Ⅴ期　肾功能衰竭期（即终末期肾病）：尿蛋白继续增加，GFR 持续下降，高血压和水肿等症状加重，最终达到尿毒症；可出现贫血、电解质紊乱和酸碱平衡失调。

（二）糖尿病肾病诊断要点

糖尿病肾病没有特殊的临床和实验室表现。目前主要是依据尿蛋白和肾功能检查而诊断早期糖尿病肾病、临床糖尿病肾病和终末期肾病。

（1）UAE　应在 6 个月内连续 3 次查 UAE，如有 2 次测值达 20～200μg/min 可诊断早期糖尿病肾病；UAE 持续＞200μg/min 或常规尿蛋白定量＞300mg/24h，可诊断为临床糖尿病肾病。

（2）应加强对糖尿病肾病的筛查，对于病程 5 年以上的 1 型糖尿病患者及所有新诊断的 2 型糖尿病患者，均应该每年检测评估尿白蛋白排泄率。对于所有的成人糖尿病患者，不管其尿白蛋白排泄率为多少，均应至少每年检测血清肌酐。血清肌酐应该用于评估肾小球滤过率（GFR）及对合并慢性肾脏疾病（CKD）的患者进行分期。

必须指出，尿蛋白对诊断糖尿病肾病不具特异性。因此，糖尿病患者出现尿蛋白拟诊断糖尿病肾病时，需仔细排除其他可能引起尿蛋白的原因。

【治疗原则】

1. 低蛋白饮食

肾功能正常者每日可摄入蛋白量 0.8g/kg。当 GFR 下降后，应将每日蛋白摄入量控制在 0.6～0.8g/kg。应以优质动物蛋白为主要蛋白质来源，避免用粗蛋白，以免因其生物利用度低反而增加肾脏负担。

2. 有效控制血糖

糖尿病肾病患者应首选从肾脏排泄较少的降糖药物。对出现严重肾功能不全的患者应改用胰岛素治疗。治疗中应注意密切防范低血糖。

3. 控制高血压

一般情况下，对于非妊娠、大于 18 岁的糖尿病肾病患者应把血压控制在 130/80mmHg 以下。降压药目前主张首选血管紧张素转换酶抑制剂（ACEI）或血管紧张素 Ⅱ 受体阻滞剂（ARB），不仅降压安全有效，同时也能改善肾功能和减少 UAE。采用 ACEI 或 ARB 血压控制未达标者可加用其他降压药物，如钙离子拮抗剂、β 受体阻滞剂、利尿剂、α 受体阻滞剂等。

4. 调脂治疗

纠正血脂紊乱可延缓糖尿病肾病的发生和进展。

5. 降低蛋白尿

糖尿病肾病患者一旦出现微量白蛋白尿，则不论其是否出现血压升高，均可启动 ACEI 或 ARB 等肾素-血管紧张素系统（RAS）抑制剂类药物治疗，以降低患者的尿白蛋白排泄率；对于血肌酐大于 3mg/ml 的肾病患者不推荐使用 RAS 抑制剂治疗。

6. 透析治疗和肾移植

对于肾功能衰竭患者，透析治疗和肾移植是惟一有效的办法，应尽早进行。

（1）透析治疗　一般 GFR 降至 15～20ml/min 或血清肌酐水平超过 442μmol/L 时应积极启动透析治疗。糖尿病肾病的透析治疗目前主要包括血液透析和腹膜透析两种模式。

（2）肾或胰-肾联合移植　肾移植是治疗糖尿病肾病尿毒症的最佳选择，患者生活质量优于透析治疗，存活率高。

在糖尿病肾病治疗过程中必须注意以下几点：①因肾功能受损患者胰岛素降解受损及排泄减慢，胰岛素的用量应酌情减少以免发生低血糖；②注意监测并处理好钙、磷代谢紊乱；③严格限制使用对比剂（又称造影剂）、肾毒性药物以及盐的摄入等。

第三节　糖尿病神经病变

糖尿病神经病变具有很高的发生率，可侵及神经系统的各个部位，包括中枢神经、脑神经、感觉神经、运动神经和自主神经。其发生风险与糖尿病病程、血糖控制状况、是否合并高血压、血脂异常、吸烟等其他危险因素密切相关。

【诊断标准】

（一）临床表现

1. 对称性多发性周围神经病变

起病较缓慢，早期临床表现轻（如肢端无力、麻木不适）。部分患者出现双侧肢体对称性感觉障碍：痛觉过敏——针刺样或刀割样痛，夜间加重；触觉减退——对称性"手套"或"袜套"型感觉障碍。音叉震颤觉及位置觉减退或消失。

2. 非对称性神经病变

一般起病急，以运动障碍为主。

（1）脑神经损害　脑神经受累少见，最常见动眼神经、外展神经及滑车神经受累。多为急性起病，可表现有瞳孔改变、上睑下垂、眼肌麻痹，也可伴有嗅、听觉减退和突聋等。一般6～12周左右可减轻或缓解。

（2）孤立的周围神经损害　上肢臂丛神经、正中神经最常受累，其次有胸长神经、尺神经受累，下肢以闭孔神经、坐骨神经受累较多见。多突然起病，表现有相应神经支配肌无力、疼痛、肌萎缩和麻木等，典型表现为突然出现"垂腕"或"垂足"。

3. 自主神经病变

临床表现多种多样。

（1）心血管系统　常表现为静息性心动过速或心率固定，不被β受体阻滞剂纠正。少数病例可见直立性低血压、无痛性心肌梗死，严重者可发生心脏骤停或猝死。

（2）胃肠道系统　可出现胃肠蠕动减慢，排空时间延长，表现为吞咽困难、胃部不适、恶心、呕吐、胃扩张、便秘与腹泻交替出现等。不同于炎症或胰源性腹泻，常为阵发性，可自行缓解，多发生在夜间。

（3）泌尿生殖系统　可见尿潴留，排空困难，残余尿增多，呈低张型神经性膀胱。偶有尿急、尿频或尿失禁，膀胱残余尿增多，易引发泌尿系感染。多伴有阳痿、月经失调、性冷淡等。

（4）体温调节和出汗改变　表现为肢体过冷、半身出汗，偶有非低血糖性夜间出汗。

4. 混合性感觉运动性自主神经病变

患者常可出现感觉、运动和自主神经功能同时受累与障碍，是糖尿病神经病变的最常见类型。

5. 糖尿病性脊髓病

较为少见。近年有人建议将糖尿病脊髓损害作为一独立的神经并发症。

（1）脊髓性共济失调　主要侵及脊髓后根和后索，表现为步态不稳、走路有如踩棉花样感觉、闭目难立、双下肢深感觉明显减退，故也称感觉性共济失调。

（2）侧索硬化综合征　侧索损害表现为双下肢无力、肌张力增高、痉挛性步态、腱反射亢进，并可引出锥体束征 Hoffmann 征、Babinski 征等。有些病例并发感觉性周围神经病变，检查可见远端型"手套""袜套"样浅感觉减退等；后索损害以深感觉障碍为主，音叉震动觉、位置觉和关节运动觉减退或丧失，有踩棉花感，夜间行走困难。

（3）脊髓性肌萎缩　糖尿病下肢近端运动性神经病变。有报告糖尿病性神经源性肌萎缩约有 50%患者伴锥体束征，一般多见于老年患者，表现为近端肌群无力和萎缩，并有进行性加重。

6. 脑部病变

病理观察发现，脑组织病理改变多与小血管病变和微循环障碍有关。临床表现有多发性腔隙性脑梗死和多发性脑梗死，根据发生部位不同可见偏瘫、偏盲、失语、智力障碍及血管性痴呆等。

（二）辅助检查

糖尿病神经病变既往主要靠临床表现进行判断，一般要到病变较晚时才能发现。现今由于对糖尿病神经病变警觉性的提高，各种检查方法如电生理检查（包括肌电图、运动和感觉传导速度、体感诱发电位、视觉和听觉诱发电位检查）、神经和肌肉活组织检查、超声检查和动脉造影等影像学及其他辅助检查的广泛应用，已能对糖尿病神经病变作出早期判断。

【治疗原则】

至今尚缺乏特异的治疗措施。其预后由于并发症的不同而有所不同。

（一）对因治疗

1. 控制血糖

良好的血糖控制是预防和治疗糖尿病神经病变的基础。

2. 控制血压、血脂紊乱、高凝状态等其他代谢异常

有助于改善糖尿病神经病变。

3. 神经修复

可通过增强神经细胞内核酸、蛋白质及磷脂的合成，刺激神经轴突的再生，促进神经修复。

4. 抗氧化应激治疗

可通过抑制脂质过氧化，增加神经营养血管的血流量，增加神经 Na^+-K^+-ATP 酶活性，保护血管内皮功能。

5. 改善微循环

通过改善微循环，提高神经细胞的血供及氧供。

6. 改善代谢紊乱

通过可逆性抑制醛糖还原酶而发挥作用。如醛糖还原酶抑制剂等。

7. 神经营养

神经营养因子、肌醇、神经节苷酯（GA）和亚麻酸等类药物的使用可起到营养神经的作用。

（二）对症治疗

通常采用以下顺序治疗糖尿病周围神经病变（DPN）患者的疼痛症状：甲钴胺和 α-硫辛酸、传统抗惊厥药（丙戊酸钠和卡马西平等）、新一代抗惊厥药（普瑞巴林和加巴喷丁等）、度洛西汀、三环类抗抑郁药物（阿米替林、丙米嗪和新选择性 5-羟色胺再摄取抑制剂西肽普兰等）。

1. 严重自发性疼痛

一般止痛药常无效，可试用苯妥英钠或卡马西平 100～200mg，每日 3 次；如症状不见改善，可用三环类抗抑郁药物，如丙米嗪，夜间服，有时奏效；其次氟奋乃静 2mg 或阿米替林 10～30mg 睡前服均能取得疗效。

2. 直立性低血压

应注意缓慢起立、穿弹力袜，必要时在膳食中适当增加食盐。这类患者要慎用利尿剂。

3. 胃肠神经系统病变

可用多潘立酮 10mg，每日 3 次饭前服用，以改善胃肠动力。女性患者长期服用可引起高催乳素血症，但停药后可恢复。对于腹泻、便秘或腹泻便秘交替等症状，可对症用药，如中药缓泻药物通便灵、麻仁滋脾丸等。至于腹泻，常有自行缓解趋势，可不急于治疗，轻者可用鞣酸蛋白、次碳酸铋，严重者可用盐酸小檗碱、盐酸洛哌丁胺、复方苯乙哌酸或小量可乐宁等。

4. 神经性膀胱

需综合治疗，包括：①鼓励患者定时排尿；②按摩压迫下腹帮助排尿；③胆碱能类药物加强排尿肌功能；④对尿潴留残余尿多者可给予诺氟沙星等；⑤对严重排尿障碍、尿潴留者，可用针灸、按摩治疗，或新斯的明、盐酸酚苄明、氯普胺等药物治疗，必要时可行导尿、保留尿管或膀胱造瘘。

5. 阳痿

治疗较困难。对阳痿和性功能减低可用性腺制剂睾酮或丙酸睾酮等，但疗效不肯定。复方罂粟碱、丙米嗪、酚妥拉明和西地那非等药物均可选择。真空治疗是一种非创伤性治疗，对各种阳痿均有效。

第四节　糖尿病与心脑血管疾病

高血糖是心脑血管疾病的独立的危险因素。糖尿病患者发生心脑血管疾病的风险是非糖尿病者的 2～4 倍。心脑血管病变是糖尿病患者的主要健康威胁。对心脑血管疾病防治所需的医疗支出，占据了糖尿病医疗费用中最主要部分。

糖尿病患者不但发生心脑血管疾病的危险性显著增加，而且一旦发生事件，往往病变更严重、受累更广泛、预后更差。当存在自主神经病变时，发生心绞痛或心肌梗死时可以是无痛性的，体格检查难以检出缺血性心脏病。因而，应始终保持对心脑血管病变的高度警惕。

"中国心脏调查"研究发现，冠心病患者更易伴发糖代谢的异常：中国冠心病患者的糖代谢异常患病率（包括糖尿病前期和糖尿病）约为 80%，较西方人高；中国冠心病患者群负荷后高血糖的比例更高；冠心病患者单纯检测空腹血糖会漏诊75%的糖尿病前期和糖尿病患者。

在亚洲人群中，尤其是中国的糖尿病患者群中，卒中是心脑血管疾病中最常见的形式，也是亚洲糖尿病患者最主要的死亡原因；与欧洲人群相比，亚洲糖尿病患者的血压和卒中间的相关性更为显著。

循证医学证据表明，单纯强化降糖治疗很难显著地减少糖尿病大血管并发症的发生风险。因此，对糖尿病大血管病变的预防，需要全面发现、评估和控制心脑血管疾病危险因素（如高血压、血脂异常、肥胖、高凝状态和吸烟等）。

【诊断标准】

（一）筛查

糖尿病确诊时及以后至少每年应评估心血管病变的危险因素。评估内容包括：当前或以前心血管病病史、年龄、腹型肥胖、常规的心血管危险因素（吸烟、血脂异常和家族史）；血脂谱和肾脏损害（低 HDL 胆固醇、高脂血症和尿白蛋白排泄率增高等）、房颤（可导致中风）。静息状态的心电图检查对 2 型糖尿病患者的筛查价值有限，对有罹患大血管疾病可能性的患者（合并心血管危险因素者，如心血管疾病家族史、吸烟、高血压和血脂异常等），应作进一步检查来评估心脑血管病变情况。

（二）临床表现

1. 静息时心率增快

静息状态下心率大于 90 次/分，或心率快而固定且不受各种反射影响。伴其他自主神经表现，如面颊部和上肢多汗、厌食、恶心、尿潴留、尿失禁等。

2. 直立性低血压（OH）

又称低体位性低血压，由卧位于 5 秒内起立时，收缩压下降＞30mmHg、舒张压下降＞20mmHg，尤以舒张压下降明显，甚至下降到 0，常伴头晕、虚弱无力、心悸、大汗、视力障碍、昏厥或休克。多见于较晚期心血管自主神经病变者。

3. 不典型心绞痛或无症状心绞痛

很常见。也有部分患者有典型心绞痛症状，但冠状动脉造影并无严重狭窄，提示可能有微血管病变所致的糖尿病心肌病。

4. 无痛性心肌梗死

发病率较高，可仅有恶心、呕吐、充血性心力衰竭或心律不齐，有的仅出现疲乏症状，故易于漏诊与误诊，病死率高。

5. 猝死

患者起病突然，仅感短暂胸闷、心悸，迅速发展至严重休克或昏迷状态。体检时患者血压明显下降，伴阵发性心动过速或心悸、脉搏骤停，常于数小时内死亡。

6. 其他

如心脏扩大、心律失常、充血性心力衰竭，与其他心脏病表现相同。

（三）诊断要点

1. 病史

有糖尿病史，尤其病程较长、年龄偏大的患者，出现上述临床表现，应考虑心脑血管疾病的发生。

2. 实验室检查

（1）心血管自主神经功能试验　可早期发现心脏自主神经受损情况。

（2）心脏功能检查　超声心动图可提示心脏收缩不良、舒张受损及心排出量下降。在无心血管临床表现的糖尿病患者，放射性核素锝（^{99m}Tc）、铟（^{113m}In）示踪核素检查也可发现早期左室功能减退。

【治疗原则】

（1）严格控制所有可治疗的危险因素，以最大可能降低大血管病变的风险。

（2）改变不健康的生活习惯如抽烟、生活不规律、喜好油腻饮食、久坐少动等。

（3）高危因素的评估和处理　控制高血糖；控制高血压；纠正血脂异常；抗血小板治疗；冠心病及脑血管疾病的治疗：药物、介入及手术治疗。

第五节　糖 尿 病 足

糖尿病足是糖尿病最严重和最难处理的并发症之一，是糖尿病患者致残、致死的主要原因。糖尿病患者下肢截肢的相对危险度是非糖尿病患者的 40 倍；糖尿病足部溃疡所致的截肢约占非创伤性截肢的 85%。

发病机制涉及血管病变所致肢端缺血、神经病变、感染及多种诱发因素的共同作用导致足部溃疡和坏疽。

危险因素如下。

（1）糖尿病病程　独立危险因素。

（2）病史　以往有过足溃疡或截肢病史，以及合并肾脏病变等。

（3）神经病变　下肢麻木、刺痛或疼痛，尤其是夜间疼痛。

（4）血管病变　间歇性跛行、静息痛、足背动脉搏动明显减弱或消失。

（5）皮肤异常　颜色呈暗红、发紫，温度明显降低，水肿、趾甲异常、胼胝、溃疡、皮肤干燥、足趾间皮肤糜烂。

（6）骨或关节畸形　鹰爪趾、榔头趾、骨性突起、关节活动障碍。

（7）不合适的鞋袜。

【诊断标准】

（一）临床表现

1. 神经病变

可表现为下肢及足部皮肤干燥无汗、干裂；手足麻木、刺痛、烧灼痛或感觉丧失。其中感觉缺失者因丧失自我保护机制，更易发生足部的损伤。

2. 有严重周围动脉病变

可表现为肌肉萎缩、皮肤干燥弹性差、皮温下降、皮色变暗、动脉搏动减弱或消失。最典型的症状是间歇性跛行。

（二）诊断要点

1. 足部检查

一般检查包括足部是否有畸形、胼胝、溃疡、皮肤颜色变化；足背动脉和胫后动脉搏动、皮肤温度以及有否感觉异常等。

辅助检查包括：10 克的尼龙丝检查、128 赫兹（Hz）的音叉检查震动觉、针刺两点辨别感觉检查、棉花絮轻触觉检查、足跟反射。下肢动脉多普勒超声检查、踝动脉与肱动脉的比值（ABI，＜0.9 提示有明显的缺血；＞1.4 也属于异常，提示动脉有钙化）、必要时可进行经皮氧分压（$TcPO_2$）、血管造影或 CT、磁共振血管造影检查等。

2. 诊断依据

间歇性跛行、夜间痛性痉挛或夜间痛病史；手足指趾溃烂、感染化脓；局部变黑、坏死或干枯。

【治疗原则】

1. 预防为主

预防的重要性远远大于治疗。

预防糖尿病足的关键在于定期检查患者是否存在糖尿病足的危险因素，对有危险因素者及时进行教育与管理，去除和纠正容易引起溃疡的因素。

具体措施如下。

（1）穿着合适的鞋袜；穿鞋前先检查鞋是否有异常及鞋内有否有异物。

（2）每天进行足部检查以及时发现问题，一旦发现有问题，及时找专科医生或护士处理。

（3）定期温水洗脚，水温勿过热，以免因患者感觉障碍而发生烫伤，洗后趾间缝隙处用软布轻柔擦干。

（4）防止足部损伤，避免赤足行走，视力不好者避免自剪趾甲；避免自行修剪或采用化学制剂处理胼胝。

（5）冬季注意保暖，为缓解夜间足凉可穿袜套，不宜用热水袋、电热器或小水炉暖脚。

（6）对于皮肤干燥者可以使用油膏类护肤品。

2. 消除危险因素

降低血糖、控制高血压、调脂治疗、戒烟，抗血小板聚集，缓解高凝状态，改善微循环等。

3. 足部溃疡的治疗

包括清创、引流、抗感染以及局部药物治疗。

首先要鉴别溃疡的性质。神经性溃疡常见于反复受压的部位，如跖骨头的足底面、胼胝的中央，常伴有感觉的缺失或异常，而局部供血是好的；而缺血性溃疡多见于足背外侧、足趾尖部或足跟部，局部感觉正常，但皮肤温度低、足背动脉和（或）胫后动脉搏动明显减弱或不能触及。

对于神经性溃疡，主要是减压，特别要注意患者的鞋袜是否合适；而对于缺血性溃疡，则要着重解决下肢缺血的问题，轻度至中度缺血的患者可行内科治疗，病变严重者可接受介入治疗或血管外科成形手术；对于合并感染的足溃疡，应定期去除感染和坏死组织：①只要患者局部供血良好，对于感染的溃疡，必须进行彻底的清创；②根据创面的性质和渗出物的多少，选用合适的敷料；③在细菌培养的基础上，选择有效的抗生素进行治疗。

如出现皮肤颜色急剧变化、局部疼痛加剧并有红肿等炎症表现、新发生溃疡、原有浅表溃疡恶化并累及软组织和或骨组织、播散性蜂窝组织炎、全身感染征象、骨髓炎等，应及时转诊至糖尿病足病专科或请相关专科会诊。

4. 防止溃疡复发

溃疡愈合后可穿特制矫形鞋，以避免局部受压导致复发。

5. 高压氧舱治疗

能改善患肢缺氧、促进伤口愈合。

6. 动脉重建和截肢

近年来随着血管外科的发展及动脉重建术的应用，可使部分大血管阻塞引起的肢端坏疽免于截肢手术。但如经积极治疗后仍发生坏疽者则应行截肢手术，截肢部位要在慎重评估局部循环情况之后再确定。应尽量保留患肢功能，为术后安装假肢提供方便。

第二十五章　低血糖症

　　低血糖症是一种由某些病理性、生理性或医源性因素致血糖低于2.8mmol/L（50mg/dl）的异常生化状态，并引起以交感神经兴奋和中枢神经异常为主要表现的临床综合征。临床症状的轻重与血糖降低的程度、速度及个体差异有很大关系。血糖值愈低，发展愈快，持续时间愈长，则症状愈明显和突出。本症病史复杂、临床表现多种多样，主要表现为神经系统症状，以交感神经和脑功能障碍最为突出，易误诊为中枢神经系统疾患，若不能及时处理，病情持续发展或长期反复发作可致永久性脑损害。

【病因】

（一）先天性疾病

（1）早产、体重低于妊娠期和出生时窒息　这一类新生儿发生低血糖症的前提是喂食延迟。

（2）内源性高胰岛素血症。

（3）先天性代谢性疾病

① 糖原累积病：糖原累积病是由于先天性酶缺乏使肝糖原不能溶解，肝糖输出减少而引起低血糖。

② 果糖不耐受：病因是先天性的醛缩酶基因突变，使肝脏中表达的醛缩酶活性降低。结果果糖不能磷酸化，使肝糖原分解和糖异生都发生障碍而引起低血糖。去除饮食中的果糖则可避免。

③ 半乳糖血症：由于缺乏半乳糖-1-磷酸尿苷酰转移酶，使半乳糖不能转化为葡萄糖而被利用，抑制肝糖原分解。

④ 枫糖尿病：由于线粒体基质内酶的基因突变导致各种酮酸不能被代谢而在体内堆积，出现喂食困难、呕吐和神经系统损害，发生低血糖症。

⑤ 糖、氨基酸和脂肪先天性代谢缺陷：引起低血糖的机制均为糖异生基质供给减少所致。

⑥ 碳水化合物缺乏性糖蛋白综合征：临床表现为严重低血糖症，其低血糖症发生原因与肝和胃肠道症状有关。

（二）对抗调节激素缺乏

　　胰高血糖素（又称升血糖素）、儿茶酚胺、生长激素、皮质醇和甲状腺素缺乏都可引发低血糖症。这些激素均为升糖激素，对抗胰岛素作用，其缺乏则对低血糖症无血糖升高反应而使低血糖症继续保持和加重。如生长激素缺乏、垂体前叶功能减退、肾上腺皮质功能减退、甲状腺功能低下等。

（三）器官疾病

1. 肝脏疾病之重症肝病

如急性肝坏死、中毒性肝炎、肝癌、肝硬化等。

2. 肾脏疾病

肾脏是糖异生的重要器官。在急性和慢性肾功能衰竭时，糖异生受抑制、胰岛素降解减少等因素可导致低血糖症。

3. 心脏疾病

慢性充血性心力衰竭等缺氧性状态导致糖异生障碍而发生低血糖症。

4. 胰腺疾病

胰岛素瘤、非胰岛素瘤胰源性低血糖综合征。

5. 全身性疾病

败血症、饥饿。

（四）胰腺外肿瘤

以间叶细胞肿瘤较多见。这类肿瘤瘤体都比较巨大（如纤维肉瘤、网状细胞肉瘤、黏液瘤、肾胚胎瘤、间皮瘤等），瘤组织内有胰岛素样多肽物质，可引起低血糖。

（五）胰岛素自身免疫反应性低血糖

抗胰岛素自身抗体、抗胰岛素受体抗体。

（六）反应性低血糖（或餐后低血糖）

1. 特发性（功能性）低血糖

是早期反应性低血糖中最常见的；其病因主要是自主神经功能失调，迷走神经功能亢进，刺激胰岛 B 细胞分泌过多胰岛素。

2. 胃切除后反应性低血糖

见于胃切除术、幽门成形术、胃肠吻合术后等患者；由于该类术后患者餐后葡萄糖大量快速小肠吸收，并刺激胰岛素过量释放而引起。

3. 早期糖尿病

由于胰岛细胞对高血糖引起的胰岛素释放反应延迟，餐后到血糖升高时才使胰岛素过量释放，以致在餐后数小时后发生低血糖。

（七）药物引起的低血糖

1. 降糖药使用过量

如长期口服磺脲类降糖药，对老年人及肾功能不全者易诱发低血糖；胰岛素使用不当，未按时进餐、剧烈活动也可引起。

2. 抗菌药

如环丙沙星、磺胺嘧啶、对氨基水杨酸、异烟肼等。

3. 抗寄生虫药

如奎宁、戊烷脒、氯喹等。

4. 抗心律失常药

如奎尼丁、双异丙吡胺、利多卡因、心得安等。

5. 非甾体消炎止痛药

如水杨酸盐、保泰松、对乙酰氨基酚等。

6. 麻醉药

如甲苄咪唑等。

7. 抗精神病药

如多塞平、氟西汀、氟哌啶醇、丙咪嗪、硝西泮等。

8. 抗哮喘药

如菲诺特罗、特有他林等。

9. 抗凝药

如华法令、双香豆素等。

10. 过量饮酒

11. 其他

使用呋塞米、雷尼替丁、西咪替丁、喷他脒治疗 AIDS 患者卡氏肺囊虫感染时可引起低血糖。

（八）其他

营养物质供应不足　见于长时间禁食、大强度运动、严重营养不良、妊娠空腹低血糖、婴儿酮症低血糖、晚期尿毒症、慢性腹泻等。

【诊断标准】

（一）临床表现

低血糖症的典型表现为 Whipple 三联征：①低血糖的症状和体征；②血浆葡萄糖水平低于 2.8mmol/L（50mg/dl）；③口服或注射葡萄糖后，症状可立即缓解或消失。

根据发作情况不同，可分为急性、亚急性及慢性低血糖症。

1. 急性低血糖症

以自主神经症状为主要特征，表现如下。

（1）副交感神经兴奋症状　如饥饿感、恶心、胃肠不适、腹痛等。

（2）交感神经兴奋症状　如焦虑不安、情绪激动、心悸、恐惧感、四肢震颤、面色苍白出冷汗等。部分患者睡眠中突然惊醒、皮肤潮湿多汗、饥饿感。如未进食或及时处理，进一步发展则出现神经精神症状。

（3）中枢神经症状　如头痛、头晕、视物不清、反应迟钝等；重者可出现运动失调、昏迷及抽搐症状。

（4）精神症状　如精神紊乱、行为人格异常、幻觉、妄想等。

2. 亚急性低血糖症

因血糖缓慢降低、低血糖持续过久所致，常表现为中枢神经系统受抑制症状（如注意力不集中、思维和言语迟钝、焦虑不安、视物不清、精神异常、昏迷等）；如低血糖持续 6 小时，脑细胞发生变性坏死，常造成死亡或终身痴呆。

3. 慢性低血糖

常表现为低血糖后遗症，如偏瘫、癫痫样发作、精神症状等；就诊时血糖可正常或偏低。

（二）辅助检查

1. 病史

在询问病史中应特别注意低血糖反应的发作与进食的关系，如进食后或服葡萄糖后发作应考虑反应性低血糖，一般可自行缓解；如为空腹及饥饿状态下出现低血糖症状常见于胰岛细胞瘤等器质性病变，常比较严重且不易自行缓解。另外，还应注意有无慢性肝脏疾病史、胃大部切除术史、饮酒史等，询问并查明有关用药情况等。

2. 体格检查

重点注意有无腺垂体功能减退、肾上腺皮质功能减退、甲状腺功能减退、肿瘤等相关的临床表现。

3. 实验室检查

（1）血糖测定　发作时血糖一般低于 2.8mmol/L（50mg/dl）。

（2）胰岛素测定　正常人空腹胰岛素在 7～24mU/L，胰岛素瘤患者约 2/3 显示血胰岛素水平增高，可高达 100mU/L 以上。

（3）葡萄糖耐量试验　有助于低血糖病因的诊断，如早期糖尿病患者糖耐量减低；胰岛素瘤的低血糖发生在服糖后 3～4 小时；肝病性低血糖空腹血糖较低，但服糖后高峰较高等。

（4）胰岛素抗体、胰岛素受体抗体测定　提示既往使用过胰岛素或自身免疫性胰岛素综合征。

（5）胰岛素抑制试验　可鉴别是否为内源性胰岛素分泌过度所致。

（6）诱发实验　如饥饿试验、胰高糖素试验等。

（7）内分泌激素测定　如生长激素、ACTH、皮质醇、甲状腺激素等测定，有助于诊断内分泌功能减退的低血糖症。

（8）特殊检查　如 B 超、CT 或 MRI 检查等，有助于肿瘤的定位。

【治疗原则】

1. 迅速提高血糖水平

低血糖症发作时，和一般低血糖症的处理原则相同：首先口服糖汁饮料或糖食，对严重者给予静脉注射 50%葡萄糖液 50～100ml 或静脉滴注 10%葡萄糖，以保持血糖浓度正常。

2. 病因治疗

治疗原发疾病、消除致病因素能减轻或防止低血糖症的发作。

（1）对垂体及肾上腺皮质功能减退者，需给氢化可的松 100～200mg 或促肾上腺皮质激素 25～50mg 加入葡萄糖液中静脉滴注，以抑制胰岛素的分泌。

（2）胰岛细胞瘤及胰腺外肿瘤确诊后应尽早手术切除。

第二十六章 胰岛素瘤

胰岛素瘤是胰岛 B 细胞形成的具有自主分泌胰岛素功能的腺瘤或癌（少数为增生），约占胰岛细胞瘤的 70%～75%左右，是最常见的胰腺内分泌肿瘤，由 Nicholis 于 1902 年首先报道在尸检中发现。其临床特征为功能性分泌过量胰岛素而致低血糖，以及多次低血糖发作而致的中枢神经损害。

本病的发病率不很确切，在普通人群中发病率约为 1/25 万～1/100 万，有报道在尸检中的发病率为 0.8%～10%；随着对胰岛素瘤认识水平的提高和影像学技术的进步，目前在临床并不罕见。由于该病会导致低血糖反复发作且临床症状复杂多变，故易造成误诊，常给患者带来很大危害。手术切除肿瘤是治疗胰岛素瘤最有效的方法。

胰岛素瘤多数为单发，约占91.4%，少数为多发性；瘤体一般较小，其中90%的肿瘤直径小于 2cm，30%小于 1cm，位于胰腺头部者17.7%，体部35%，尾部占36%，异位胰岛素瘤的发生率不足 1%。

由于肿瘤体积一般较小，瘤体直径一般在 0.5～5cm 之间，其中90%以上的肿瘤直径小于 2cm，这给定位诊断造成很大困难；瘤体多数呈球形，大部分肿瘤虽边界清楚，但无明显包膜；部分肿瘤有包膜或假包膜。质地较正常组织为软，血供丰富。手术中见到的活体肿瘤为红褐色或蓝紫色，而术后肿瘤切面呈暗红或淡红色。约50%的肿瘤为单纯的 B 细胞瘤，但有些是含有 A、D、PP 和 G 细胞的混合性肿瘤。B 细胞增生有弥漫性和结节性两种，有时可伴微小腺瘤，目前无论是光镜还是电镜都很难鉴别瘤细胞的具体类型。胰岛素瘤由瘤细胞、结缔组织和沉积于瘤细胞和毛细血管间的淀粉样物质所构成。光镜下表现为局部胰岛的体积增大或数量增多，镜下瘤细胞与正常的 B 细胞颇为相似，可见瘤细胞排列成索状或团块状，为大小不等的胰岛 B 细胞，胞浆淡染，内含颗粒。呈多角形、立方形或柱状，胞核呈圆或卵圆形，核分裂罕见。电镜下瘤细胞内有丰富的功能性细胞器，胞浆中线粒体丰富，在部分肿瘤的瘤细胞内还含有典型的 B 细胞分泌颗粒，但由于并非所有的胰岛素瘤细胞内部均含有分泌颗粒，而且其他类型的胰岛细胞中也可出现高密度的分泌颗粒，故电镜下仍很难判断瘤细胞的具体类型。胰岛素瘤可为良性或恶性，单纯从细胞形态上有时难以确认，最可靠的指标是有无转移。

【诊断标准】

（一）临床表现

胰岛素瘤的主要缺陷为储存胰岛素能力下降，即：胰岛素瘤细胞虽能合成胰岛素，也能对各种刺激起反应，但却部分或完全地丧失储存胰岛素的能力。在正常生理情况下，正常血糖浓度的维持主要依靠胰岛素及胰高血糖素分泌的调节，血糖水平是控制胰岛素释放的重要因素，血糖浓度下降时，可直接促进胰高血糖素的分泌，抑制胰岛素的分泌，当血糖降至 1.96mmol/L 时，胰岛素分泌几乎完全停止。但此种正常的生理反馈现象，在有胰岛素瘤的患者则丧失，以致胰岛素持续不断地从胰岛细胞内逸出，并对肝糖原分解的抑制超过血糖水平的要求，引起低血糖。因此，本病的临床表现主要由低血糖所致。起病时的主要诱因为饥饿、劳累、精神刺激，有时与饮酒、月经来潮、发热等有关；多数于清晨空腹或餐前饥饿时发作，由轻渐重，发作时间长短不一；进食或注射葡萄糖后可终止发作。

在全身组织细胞中，脑、肾细胞、小肠黏膜上皮细胞等的能量来源于葡萄糖，尤其是脑组织中葡萄糖氧化供能几乎是唯一的能量来源，脑组织对脂肪和蛋白质的利用远远不及其他组织。另一方面，脑组织中糖原储存量极少，总量仅为1g，正常情况下脑组织需糖每分钟约60mg，一旦血糖降低，造成脑细胞供糖减少、细胞代谢障碍。因此，本病以神经系统症状为主要表现。

低血糖发生后，机体要维持血糖水平，代偿性加速肾上腺素分泌，使磷酸化酶活力增加，促进糖原转化为葡萄糖。因此，患者血中和尿中肾上腺素含量均可增加。故当血糖迅速降低时，常以代偿性儿茶酚胺大量释放导致的交感神经兴奋症状为主要表现，出现饥饿感、颤抖、心悸、焦虑、大汗、恶心呕吐、面色苍白等；当血糖缓慢降低时，则以低血糖引起的神经精神症状为主要表现，出现思想不集中、思维迟钝、头晕头痛、视物模糊、行为异常、精神性格改变、昏迷、癫痫样抽搐、瞳孔对光反射消失和各种病理反射等。低血糖时通常大脑皮质首先受累，如低血糖持续存在，则中脑、脑桥和延髓相继遭受影响。低血糖的早期对脑细胞的损害是暂时性、可逆性的，如反复发作持续时间过长则可导致脑细胞严重损害，发生不可逆的病理变化。久病者常有智力、记忆力和定向力的障碍。为了防止发作，患者常长期多次进食，以致体重增加。

（二）诊断要点

1. 定性诊断

胰岛素瘤的诊断主要依据临床症状、实验室和影像学检查。1938年Whipple描述了胰岛素瘤典型的低血糖表现，即：①饥饿时出现自发性低血糖症状；②发作时血糖＜2.8mmol/L；③口服或注射葡萄糖后，症状可立即缓解或消失。此称Whipple三联征，至今仍然是临床诊断的重要依据。

（1）血糖 有文献报道空腹血糖＜2.8mmol/L对于诊断胰岛素瘤的敏感性为66.6%。但不能根据一、两次血糖正常即排除本病，而应多次检查。

（2）血浆胰岛素/血糖比值 发作时的血浆胰岛素（mU/L）/血糖（mg/dl）＞0.3的敏感性为89.7%。因此，血糖＜2.8mmol/L时的血浆胰岛素与血糖比值的诊断价值比单纯测定空腹血糖更高。在低血糖时胰岛素不恰当地过度分泌，更能够反应胰岛素瘤的疾病特点。随着近年来胰岛素检测手段的进步，胰岛素/血糖比值有所降低，即使胰岛素/血糖＜0.3也不能排除胰岛素瘤。有报道以高胰岛素原血症为主要表现的胰岛素瘤，该患者胰岛素水平并未见升高，胰岛素/血糖＜0.3，最终通过测定血胰岛素原水平及超声内镜得以确诊。

（3）血浆胰岛素原 有些患者血浆胰岛素无明显升高，而胰岛素原升高，测定血浆胰岛素原/胰岛素比值有一定意义。正常人胰岛素原/胰岛素比值＜22%，约有85%～100%的胰岛素瘤患者高于此值，癌肿病例的该比值更高，常达30%～80%。

（4）血浆C肽 由于外源性胰岛素不含C肽，不会干扰C肽测定，故在用胰岛素治疗的糖尿病患者如同时怀疑胰岛素瘤，血浆C肽的测定有价值。

（5）激发试验　在临床症状不典型、入院后无低血糖发作等情况下，进一步行 72 小时饥饿试验及 5 小时或 7 小时 OGTT。

①72 小时饥饿试验：患者晚餐后禁食，次日晨 8 点测血糖；如无明显低血糖，则继续禁食并密切观察，每 4 小时或出现症状时测血糖；如仍不出现低血糖，则在禁食后 12 小时、24 小时、36 小时、48 小时各加做 2 小时运动，以促进发作。有报道指出，胰岛素瘤患者在进行饥饿试验过程中 98% 有阳性反应；若超过 72 小时无低血糖发作，则基本可以排除本病。

②OGTT：由于胰岛素瘤长期自主而不规则地分泌大量胰岛素抑制了正常胰岛细胞功能，在给予糖负荷后正常胰岛细胞不能立即作出反应，肿瘤细胞对高血糖的刺激反应亦迟钝，使血糖耐量试验曲线呈高峰后移和下降缓慢现象。本试验对于典型病例的诊断价值不大；对于无低血糖发作非典型病例，部分患者可通过 OGTT 诱发低血糖。

胰岛素瘤引起的低血糖症状群易与反应性低血糖、癫痫、颅内病变等疾病混淆，诊断时应仔细询问病史，以免误诊。

2. 定位诊断

术前准确定位可有助于手术方式的选择，可以使手术更为精确，缩短手术时间，减少并发症的发生，而且 10%～20% 的胰岛素瘤于术中探查时并不能被发现，因此不能忽视术前定位诊断的重要性。

（1）B 超　B 超检查时胰岛素瘤表现为低回声。但因胰腺位置较深，受肥胖、肠气干扰较大，且胰岛素瘤体积较小，致使 B 超检查定位困难且准确率低，其定位敏感性各研究报道不一，可达到 36.8%～61.0%。

（2）CT　胰岛素瘤的典型 CT 检查表现为平扫呈等密度，增强扫描于动脉期呈均匀高密度。CT 平扫时胰岛素瘤的密度与正常胰腺实质相似。因此，检出率较低，总体检出率文献报道不一，约为 24.7%～55.0%。CT 增强扫描是发现肿瘤并对其做出正确诊断的重要方法，有利于发现直径＜2cm 的胰岛素瘤。King 等发现，双相增强螺旋 CT 可以检查出直径 6～18mm 的胰岛素瘤。双相增强螺旋 CT 扫描明显优于单相扫描，动脉相的敏感性更高，其诊断价值优于门脉相。

（3）MRI　胰岛素瘤在 MRI 的表现为 T_1 加权相肿瘤较正常胰腺组织呈轻度的减弱信号，与周围胰腺组织信号差异不大，边界不清；而在 T_2 加权相多呈高信号，边界清。目前，不同文献报道的 MRI 对胰岛素瘤检出率有较大差异，为 31.6%～75.0%。

（4）超声内镜检查（EUS）　EUS 是将超声与内镜相结合的一种诊断技术。EUS 是在内镜前端安装一个高频超声探头，经内镜通过十二指肠及胃体部进行腔内超声近距离探测。由于其高分辨率且更加接近靶组织和器官，因此可对胰腺进行更为精确和细致的观察。其定位敏感性为 57%～94%，但有研究表明 EUS 不能发现直径＜0.75cm 的肿瘤。EUS 的诊断敏感性与肿瘤部位相关，Sotoudehmanesh 等研究发现 EUS 诊断胰腺头、体、尾部肿瘤的敏感性分别为 92.6%、8.9% 和 40.0%。

（5）生长抑素受体闪烁显像（SRS）　SRS 是内分泌肿瘤定位诊断的一种新技术。由于内分泌肿瘤多具有高亲和力的生长抑素受体，故可用核素标记生长抑素类似物，与生长抑素受体结合后，闪烁法测定生长抑素受体。其定位敏感性为 31.3%～50.0%。

（6）数字减影血管造影（DSA）　胰岛素瘤 DSA 主要表现为动脉期肿瘤区血管增

多、扭曲和实质期的肿瘤染色灶。血管造影的敏感性为 46.0%～84.6%，但对已经手术探查过或多发肿瘤的患者极易出现假阳性或漏诊；由于其为有创性检查，且相对于其他无创性影像学检查并无优势，目前临床已基本不用。

（7）经皮经肝门静脉采血测定胰岛素（PTPC）　PTPC 是经皮经肝穿刺肝内门静脉，并将导管插入至脾静脉近脾门处，逐渐后退，分段取血，退至肠系膜上静脉汇合处，改变导管方向进入肠系膜上静脉分段取血，最后取门静脉血。分别测量胰岛素含量，将各段静脉血的测定值作一曲线，胰岛素升高的峰值所在的区域即肿瘤所在区域。该方法定位准确率较高，但因其具有创伤性及费用高、操作复杂，现在已经基本淘汰。

（8）术中定位诊断　包括手法触诊及术中 B 超（IOUS）检查等。由于 IOUS 排除了腹壁、肋骨和胃肠气体的干扰，图像比较清晰，敏感性可达 90%～100%。该方法技术设备简单、可操作性强，是术中探查的首选。手法触诊与 IOUS 检查联合运用是胰岛素瘤准确定位的最有效方法。

仅依靠组织形态学及病理鉴别胰岛素瘤的良、恶性十分困难，目前主要根据肿瘤有无转移和周围组织、器官有无浸润以确定其是否为恶性。

（三）鉴别诊断

1. 内分泌疾病引起的低血糖

（1）糖尿病前期或早期　部分糖尿病前期或早期患者在食后 3～5 小时常有轻度自发性低血糖的临床表现，这是由于 B 细胞对葡萄糖刺激的胰岛素分泌高峰后延引起的。应改变生活方式、减轻体重、应用药物（如 α 葡萄糖苷酶抑制剂），可缓解糖尿病的发生。

（2）胰腺外的肿瘤　其低血糖的原因为肿瘤产生胰岛素样物质，或巨大肿瘤消耗过多的葡萄糖所致低血糖。Laurante 等统计了 220 例胰外肿瘤引起的低血糖，其中间质瘤（多见的是纤维瘤，纤维肉瘤位于腹膜后和纵隔）占 45%，肝癌占 23%，肾上腺癌占 10%，胃肠道肿瘤占 8%，淋巴瘤占 6%，其他（卵巢、肺、肾）占 8%。

（3）升糖激素分泌不足引起的低血糖　如甲状腺功能减退、腺垂体功能减退症、Addison 病等，这些疾病均会出现相应的临床表现：甲状腺功能减退会出现全身乏力、怕冷、皮肤黄而干燥、水肿、毛发脱落、贫血等；腺垂体功能减退症会出现继发性肾上腺皮质功能减退、甲状腺功能减退和性腺功能减退；Addison 病会出现皮肤色素沉着，以及乏力、体重下降和低血压等。

2. 药物性低血糖

胰岛素或胰岛素促泌剂、水杨酸盐、β 受体阻滞剂、奎宁等。随着糖尿病患者患病率增加，抗糖尿病药物应用日益增加，其中胰岛素制剂和磺脲类及非磺脲类促进胰岛素分泌剂的应用也急剧增多，在严格控制高血糖的目标要求下也必然出现低血糖症发生率增加。

3. 慢性肝病

肝脏调节血糖功能不足，加之其对胰岛素灭活不足，导致空腹低血糖，血浆胰岛素水平正常或增高，见于弥漫性肝细胞损害和严重肝功能不全时；此外餐后高血糖、对糖耐量降低，也是肝硬化的最基本代谢障碍的表现，故鉴别并不困难；糖原沉积病时也可因糖原分解酶缺陷而致低血糖，多见于儿童，临床有肝脾显著肿大。

4. 胰岛素自身免疫综合征

患者血中有胰岛素自身抗体和反常性低血糖症；患者从未用过胰岛素，多见于日本和朝鲜人，与 HLA Ⅱ 类等位基因 DRB1*0406，*DQA1* 0301 和 DQBI* 0302 有关；低血糖发生在餐后 3～4 小时，其发生与胰岛素抗体免疫复合体解离、释放游离胰岛素过多有关。它可见于应用甲巯咪唑治疗的 Graves 病患者。本症尚可合并其他自身免疫性疾病（如类风湿关节炎、系统性红斑狼疮、多发性肌炎）及多发性骨髓瘤等。应用糖皮质激素对治疗此类低血糖症有效。

5. 胃切除后食饵性低血糖症

因迷走神经功能亢进，促使胃肠激素刺激胰岛 B 细胞分泌胰岛素过多，从而导致急性低血糖症。为防治宜减少碳水化合物食品而多给予含脂肪和蛋白质较多的食物，甚至服抗胆碱药。

6. 功能性低血糖症

也称神经原性低血糖症，主要见于一些自主神经功能不稳定或焦虑状态者，是低血糖状态的常见类型。患者并无手术史，常有疲乏、焦虑、紧张、易激动、软弱、易饥饿、颤抖，与多动、强迫行为有关，可应用镇静药和少量多餐混合食品防治。

【治疗原则】

（一）手术治疗

手术是治疗胰岛素瘤的有效方法。一经诊断应及早手术，以避免神经系统器质性损害。胰岛素瘤剜除术是最常用的手术方式。它适用于胰腺绝大多数部位，多发性胰岛素瘤亦适用。此法创伤小，并发症少，住院时间短，节约费用。对于瘤体紧邻主胰管或肿瘤较大者可根据情况采用胰腺部分切除术；除肿瘤发生胰头部且高度怀疑恶性者，一般极少用创伤大的胰十二指肠切除术。对于胰体尾部定位明确、位置表浅的肿瘤，可行腹腔镜下胰岛素瘤摘除术，或胰腺体尾部切除术。

术后处理：肿瘤被完全摘除后，在正常胰岛分泌功能尚未恢复时，会出现一段时间的高血糖反应，必须予以处理。术后每日测定空腹血糖，确定是否需要使用胰岛素及其用量，直至血糖恢复正常，一般约需要 5～7 天。

（二）内科治疗

内科治疗适用于以下情况：①解除低血糖症状；②作为术前准备；③已有转移而不能切除恶性胰岛素瘤的患者；④拒绝手术治疗或手术有禁忌证的患者；⑤手术未找到腺瘤或切除手术不彻底，术后仍有症状者。

1. 饮食疗法

少量多餐，可应用吸收缓慢的碳水化合物，以避免低血糖发作。

2. 抑制胰岛 B 细胞分泌的药物

二氮嗪、氯丙嗪或苯妥英钠等。临床最多用的口服药是二氮嗪，这是非利尿类的苯噻嗪类药物，直接作用于 B 细胞抑制胰岛素的释放和增加肾上腺素的分泌，可应用于治疗胰岛素瘤。

3. 皮质类固醇类药物

对减轻症状有一定的效果，但由于常带来显著的不良反应，不宜常规使用。

4. 生长抑素

对二氮嗪（氯甲苯噻嗪）无效病例，可试用长效生长抑素类药物。

5. 化疗药物

恶性胰岛素瘤由于恶性程度低临床经过相对良性，即使已有转移至肝和局部淋巴结的病例，其病程仍长达 5～6 年，故仍可考虑积极治疗。对高龄、体弱者及不能手术的恶性胰岛细胞瘤患者，可采用链佐霉素，对 B 细胞有溶解特性。此药可以减少低血糖症发作的频率，使肿瘤变小并延长患者存活时间。其次对恶性胰岛细胞瘤的治疗可试用氟尿嘧啶、光辉霉素（普卡霉素）等。

第二十七章　多发性内分泌腺瘤病

多发性内分泌腺瘤病（MEN），是指患者同时或先后出现两个或两个以上的内分泌腺增生或肿瘤（常为恶性）病变，并出现功能亢进。MEN 是一种常染色体显性遗传病，外显率较高，有明显的家族遗传倾向，但在不同家族成员中的表达可大不相同，即其基本病变可完全呈现或不完全呈现，受累内分泌腺体常间隔若干不同时间（可长达数年）才出现病变，偶尔受累腺体可同时发病。MEN 的成人发病率为（2～200）/10 万，男女比例为 2:1。约 1/2 确诊病例为散发性（基因突变）。

MEN 涉及不同腺体分泌的多种激素或生物活性物质，因此临床表现复杂多样。根据其不同的基本病变，临床上可分为 4 型：MEN-1（Wermer 综合征）、MEN-2A（Sipple 综合征）、MEN-2B 及混合型 MEN。MEN-2A 和 MEN-2B 致病基因类同，混合型十分罕见。MEN 的发病机制归结为两点，其一，各病变腺体同一起源，大多数 MEN 病变组织起源于胚胎期神经嵴的 APUD 细胞；其二，基因突变，不同类型的 MEN 有不同的基因缺陷，近年研究认为与一定的染色体连锁的 MEN-1 与 MEN-2A 是遗传倾向很强的单基因突变疾病。

【诊断标准】

（一）MEN-1

又称 Wermer 综合征，此型发病率极低，发病年龄多为 30～50 岁，无明显性别差异。MEN-1 的相关基因位于第 11 对染色体长臂（11q13），编码"Menin"蛋白。因累及甲状旁腺、胰岛细胞（以 D 细胞最常见，其次为 B 细胞，A 细胞最少见）和腺垂体，故又称 3P（parathyroid tumor, pituitary tumor, pancreatic tumor）综合征。此外，亦可出现支气管和十二指肠类癌、皮下和内脏脂肪瘤。目前认为，肾上腺病变、甲状腺病变虽可见于 MEN-1，但绝大多数病变与上述基本病变无遗传上的关联，因而不属于 MEN-1 的基本病变。

MEN-1 常见的病变如下。

1. 甲状旁腺功能亢进

其发病率较高，是 20%～30%的病例最先出现的病变，发病年龄多在 30～40 岁，常为增生、结节或腺瘤，80%的病例有多个甲状旁腺受累；临床表现与原发性甲状旁腺功能亢进相同，但常伴有消化性溃疡（胃泌素瘤所致）。

2. 胰岛细胞肿瘤

约 7.5%的 MEN-1 患者有胰岛细胞肿瘤，多数为内分泌功能性。其发病率依次为胃泌素瘤（约 67%）、胰岛素瘤（约 29%）、胃泌素瘤合并胰岛素瘤（约 9%）、胰高血糖素瘤（约 4%）。某些增生的胰岛细胞亦可分泌生长抑素、胰多肽（PP）或缩血管肠多肽（VIP）。因此 MEN-1 患者血清 PP 增高者多见。有胃泌素瘤者均伴有甲旁亢，其症状与散发者相同，但其定位诊断尚有一定困难。MEN-1 的胰岛素瘤 70%～80%为多发性，5%～15%为恶性，B 细胞弥漫性增生病变常见，临床表现与诊断同于散发性胰岛素瘤。胰高血糖素瘤甚少见，但由于胃泌素瘤和胰岛细胞瘤组织中常含有胰高血糖素免疫反应性细胞，故 MEN-1 患者中实际上有不少为高胰高血糖素血症者。

3. 垂体腺瘤

MEN-1 中垂体腺瘤的发病率为 50%～60%。临床表现取决于其大小与分泌功能。其中，催乳素瘤多见，占 60%～70%；生长激素瘤为 20%～27%；ACTH 瘤罕见。这些肿瘤的特点为多中心，可为微腺瘤，也可为巨大腺瘤，多为良性，但术后易复发。由于垂体受非分泌性肿瘤压迫或因高催乳素血症引起促性腺激素分泌不足，也有部分患者表现为垂体功能减低。

4. 肾上腺皮质腺瘤或增生

约见于 40%的患者；常为非功能性；可为意外发现。

5. 甲状腺病变

见于约 20%的患者；包括非髓质肿瘤，也可为高功能结节、胶性甲状腺肿、桥本甲状腺炎。

6. 其他少见病变

MEN-1 中，类癌瘤占 5%～9%，常见于气管、十二指肠、胸腺。除分泌 5-羟色胺外，尚可分泌降钙素和 ACTH，后者是某些 MEN-1 出现库欣综合征的原因。此外，许多 MEN-1 可有多发性皮下脂肪瘤，也偶见胃肠道息肉、肾腺癌、睾丸肿瘤和神经鞘肿瘤等非内分泌性肿瘤。

（二）MEN-2A

MEN-2A 又称 Sipple 综合征。此型的基本组成为甲状腺 C 细胞增生或髓样癌、嗜铬细胞瘤和甲状旁腺功能亢进。目前已明确原癌基因 RET 是 MEN-2 的决定基因，根据其基因突变部位不同又分为 MEN-2A 与 MEN-2B。MEN-2 中甲状腺 C 细胞增生或髓样癌的发生率约为 90%，可以说是 MEN-2 的标志；嗜铬细胞瘤的发生率约为 50%；甲状旁腺瘤或增生的发生率为 40%～80%。

MEN-2A 常见的病变如下。

1. 甲状腺髓样癌（MTC）

家族性 MTC 见于 90%以上的 MEN-2A 或 MEN-2B 患者。在 MEN-2A 中发病年龄多在 30～40 岁，而在 MEN-2B 中可早到 6 岁。病理检查为 C 细胞多灶性增生，当 C 细胞过渡到癌细胞即可分泌组胺酶，而后者是 MTC 的生化标志。直径＜0.7cm 的癌肿可无临床表现，但可早期转移；直径＞1.5cm 者则更容易转移至纵隔淋巴结、软组织、肺、肝、气管、肾上腺、食管和胃，因此 MTC 患者常因广泛播散而致命。临床症状与癌细胞分泌的多种激素（如降钙素、ACTH 或血清素）以及癌肿有无转移灶或产生压迫有关。甲状腺功能一般正常，血清降钙素明显升高。降钙素的增高程度与肿瘤大小有关，肿瘤小而不可及者基础降钙素水平可正常或稍增高，激发试验（注：钙 2mg/kg 静脉注射持续 50～60 秒，接着立即在 5～10 秒内静脉注射五肽胃泌素 0.5μg/kg，分别于静脉注射上述两种药物前以及注射后 2～3 分钟抽血测定降钙素水平）可使之增高。降钙素升高直接引起的临床表现是分泌性腹泻和潮红。核素扫描可见肿瘤为冷结节。颈部 X 线片可见甲状腺部位以及转移的淋巴结内有致密、不规则团块状钙化灶，边缘为毛刺状，晚期更为明显；而其他类型甲状腺肿瘤的钙化灶呈现砂砾状，密度低。

2. 嗜铬细胞瘤

见于 70% 以上的 MEN-2A 病例，好发年龄为 20～40 岁，60%～70% 为双侧性，位于肾上腺，以分泌肾上腺素为主；位于肾上腺外者罕见。临床表现主要为阵发性高血压伴间歇性血压正常，约 45% 的患者发作期肾上腺分泌和排泄增多。隐匿嗜铬细胞瘤患者几乎无症状，但在受到强烈应激（如麻醉或手术）时可诱发危象，因此其危害性不容忽视。

3. 甲状旁腺功能亢进

MEN-2A 中 40%～80% 的患者可有甲状旁腺增生；半数以上血钙正常，仅个别有血钙间歇升高；血清 PTH 多正常。有人认为甲状腺髓样癌过度分泌降钙素可引起甲状旁腺增生，也有人认为嗜铬细胞瘤过度分泌儿茶酚胺可刺激甲状旁腺，但机制不明。

4. 家族性皮肤苔藓−淀粉样变性

为 MEN-2A 的变异型表现，罕见。常见于肩胛部，在皮肤病变出现之前 3～5 年即有皮肤瘙痒，然后出现苔藓样皮肤病变。

（三）MEN-2B

MEN-2B 又称多发性黏膜神经瘤综合征，十分罕见。MEN-2B 虽为常染色体显性遗传病，但约有 1/2 的患者无家族史而可能为新发生突变的个体，其子女即有罹患的危险。

MEN-2B 常见的病变如下。

1. 多发性神经瘤

见于约 95% 的 MEN-2B 患者。该瘤是由黏膜或黏膜下无包膜的粗厚神经纤维缠绕成团而形成，早在婴儿期即可出现，因而是 MEN-2B 的首发症状。该瘤好发于舌表面与唇黏膜下，形成表面不平的粗厚的"隆唇"与"粗舌"，也可见于上眼睑、颊部、牙龈、鼻咽等部位的黏膜以及角膜和胃肠道黏膜，偶见于胰腺、阑尾和胆囊。其临床表现也因病变发生部位的不同而各异，如消化道病变可出现腹泻或便秘，咽部病变可引起患儿吮吸与下咽困难，此外还可能伴有巨结肠、类 Marfan 体态（注：体态特征为坐高与下半身比例减小，指/趾细长，关节松弛、旋转与伸展度大，指指间距超过身长，胸廓凹陷或呈鸡胸，脊柱后突或侧突）。

2. 甲状腺髓样癌

几乎见于所有的 MEN-2B 病例，常在青少年时期发病，恶性程度高，并且比 MEN-2A 发展更快，预后也较差。

3. 嗜铬细胞瘤

约见于 1/3～1/2 的病例，诊断同 MEN-2A。

4. 甲状旁腺功能亢进

仅 5% 的患者有甲状旁腺功能亢进。

（四）混合型 MEN

有些 MEN 不能归属于 MEN-1 或 MEN-2，根据现有资料可分为以下五种情况：①重度综合征；②家族性混合型；③MEN-1 或 MEN-2 变异型；④McCune-Albright 综合征；⑤Carney 多联征。

（五）诊断与筛查

1. MEN-1

MEN-1 的外显率在 20 岁时约为 43%，甲状旁腺功能亢进是常见的表现，另外约 50%的胃泌素瘤患者为 MEN-1。因此，对有甲旁亢并伴有高胃泌素血症以及胃泌素瘤的患者应定期随访。如患者仅有甲旁亢而无胰岛或垂体病变，则需与家族性高血钙性低尿钙鉴别，后者发病年龄常<10 岁，PTH 不高，尿钙排出减少，并伴高镁血症。对患者家族应长期随访，对 18 岁以下的血亲可作"Menin"蛋白突变筛查，可以确定约 85%的 MEN-1。

2. MEN-2A

可疑患者或患者的血亲应定期（1～1.5 年）测定血钙、血清催乳素、血清胃泌素、空腹胰多肽、血糖、血降钙素、促肾上腺皮质激素、儿茶酚胺及其代谢产物等。对高危家族以及原因不明的甲状腺结节患者测定降钙素对于早期诊断 MTC 有重要价值：早期患者病变常为增生，转移较少；癌胚抗原（CEA）是 MTC 的一个良好的预后指标。肾上腺 CT 检查或核素扫描有助于早期诊断嗜铬细胞瘤。此外，RET 原癌基因检测是早期诊断 MEN-2A 与 MEN-2B 的"金标准"，其准确率高于降钙素基础和激发试验，测试阳性者应作预防性甲状腺切除术和淋巴结清除。

3. MEN-2B

本型进展相对缓慢，高血压、神经节瘤、角膜神经肥厚以及胃肠道病变等是主要的诊断线索，"隆唇"和舌的异常具有典型的病理特征。X 线检查可见结肠袋与黏膜皱襞异常，结肠憩室与巨结肠以及食管节段性扩张，食管反流，胃扩张，胃排除延迟和小肠节段性扩张等。有研究报道本病角膜神经瘤患病率为 100%，结膜神经瘤为 80%，干眼症为 67%，因此对 MEN-2B 患者应进行眼科检查。对有阳性家族史者即使没有明显的多发神经瘤也应早期进行 MTC 筛查（RET 基因检测有助于早期诊断）。

【治疗原则】

手术治疗结合内科治疗；针对不同类型和受累腺体制定不同的治疗方案；必要时可采用放疗等其他治疗方法。

（1）甲旁亢一旦确诊应尽早手术切除，以免高血钙诱导遗传发病倾向的胰岛细胞肿瘤发病，对甲状旁腺增生者可作甲状旁腺全切除术与自体甲状旁腺移植于前臂肌肉，术后长期随访甲状旁腺功能。对 MEN-1 患者手术时建议同时行经颈胸腺切除术。

（2）胃泌素瘤治疗方案取决于病情的轻重。甲状旁腺切除后血钙水平恢复正常，高胃泌素血症可因而缓解。保守治疗消化性溃疡无效或出现各种严重并发症者，须作全胃切除。术中如能发现位于胰和十二指肠的瘤体应同时切除。

（3）胰岛素瘤常见弥漫性 B 细胞增生，即使影像学检查仅发现胰尾或体部有单一瘤体，仍宜首选远端部分胰腺切除。术后仍有低血糖可试用二氮嗪。

（4）甲状腺癌病变常为多中心，早期切除对预后影响至关重要，故无论有无扪及结节都需要甲状腺全切除。

（5）嗜铬细胞瘤常好发双侧且极易复发，故多主张双侧肾上腺全切除。嗜铬细胞瘤一侧发现病变者，其对侧几乎都有髓质增生或腺瘤，故治疗必须行双侧肾上腺切除。

（6）垂体腺瘤（MEN-1 患者）的治疗与非 MEN-1 者相似，包括适当的药物治疗或选择行经蝶下垂体切除手术；对手术不可切除的残余肿瘤组织可进一步行放疗。

（7）神经瘤本身无癌变，面部病变的处理主要是整形与美容手术，胃肠道病变的手术需视功能损害情况而定。

（8）胸腺类癌和支气管类癌可见于部分 MEN-1 患者。如有可能，根治性手术是首选治疗方法。如果疾病已经发展到晚期，且无法进行手术治疗，则可行放疗和化疗。

（9）尽早和全面的筛查十分重要，术前应查清所有可能存在的病变，如嗜铬细胞瘤与甲状腺髓样癌同时存在，应予以 α 受体阻滞剂并先完成肾上腺切除术，这样可以避免甲状腺手术时出现肾上腺危象和心律失常等危害生命的并发症。

（10）药物治疗

①生长抑素类似物（奥曲肽）：用以抑制胃肠、胰腺肿瘤的多肽分泌，80%的患者腹泻可得到控制。

②胃酸抑制剂：质子泵抑制剂（PPIs）如奥美拉唑可以安全有效地防止胃酸高分泌引起的并发症。

③二氮嗪（氯甲苯噻嗪）：口服二氮嗪可与胰岛 B 细胞 SUR1 结合使钾 ATP 通道开放抑制胰岛素瘤释放胰岛素，用药后 1 小时即可升高血糖。用量：成人 3～8mg/d，分 3 次，每 8 小时 1 次。

第二十八章 低钠血症

低钠血症是临床上常见的电解质紊乱综合征，其定义为血清钠低于 135mmol/L。低钠血症按病理生理机制分为假性低钠血症、高渗性或等渗性低钠血症及低渗性低钠血症，其中低渗性低钠血症在临床中又被分为高容量性、低容量性、等容量性 3 种。

【诊断标准】

（一）临床表现

低钠血症早期起病隐匿，临床症状缺乏特异性，常为原发病所掩盖，临床表现的严重程度取决于起病急、缓和患者身体状况等因素：可无症状或较轻；当血钠浓度＜125mmol/L 时，开始出现恶心、呕吐、疲劳感，进而出现头痛、反应迟钝、嗜睡、嗅觉异常等症状；血钠浓度降至 115mmol/L 以下时，主要有脑水肿和肺水肿两类临床表现，具体表现为意识改变、癫痫、昏迷、呼吸暂停，甚至死亡。

（二）诊断要点

低钠血症的发病原因复杂，诊断时需要结合患者的病史、体征、药物史、实验室检查结果等进行综合分析。实验室检查包括血电解质、肾功能、血糖、尿钠及血、尿渗透压等。

1. 假性低钠血症

由于血浆中固体物质增加，如严重高脂血症和高蛋白血症，使单位体积中水含量减少得出的假性检验结果，实际上血钠及渗透压正常。

2. 等渗性低钠血症

等渗性低钠血症多见于行腹腔镜、膀胱冲洗和经尿道前列腺切除术患者，多由于术中使用大量的轻度低张冲洗液所致，根据病史和血浆渗透压即可明确诊断。

3. 高渗性低钠血症

高渗性低钠血症是血清含有其他渗透性物质使有效渗透压增加，吸引细胞内的水至细胞外液而导致细胞外液稀释所致低钠血症，如糖尿病患者血糖水平升高、甘露醇静脉滴注等（注：葡萄糖或甘露醇每增加 3mmol/L，血钠浓度降低约 1mmol/L）。

4. 低渗性低钠血症

（1）高容量性低渗性低钠血症　多见于心力衰竭、肝硬化、肾病综合征、急慢性肾功能衰竭患者中，根据病史、体格检查及实验室检查可明确诊断。患者多有水肿或体液增多的临床表现，尿量不多，尿钠常＜20mmol/L，并伴低血钾、低蛋白血症及血细胞比容降低。

（2）低容量性低渗性低钠血症　患者除原发病的临床表现外，还可有直立性低血压、心动过速、皮肤黏膜弹性减低、红细胞比容增加、尿素氮/肌酐比值增加等血容量不足的临床表现。尿钠浓度＜30mmol/L，多见于胃肠道失钠、胰腺炎、大量抽放胸腹水、大面积烧伤等。若尿钠浓度＞30mmol/L，则提示肾性失钠，主要见于应用利尿剂、失盐性肾病、盐皮质激素缺乏、肾小管性酸中毒及脑性盐耗综合征（CSWS）等。CSWS

是中枢神经系统疾病中产生低钠血症的常见原因，由下丘脑或脑干损伤引起，其机制主要为下丘脑与肾脏神经联系中断，出现渗透性利尿，患者血容量降低，血钠降低，尿钠增高，血渗透压降低，尿渗透压升高。

（3）等容量性低渗性低钠血症　抗利尿激素分泌不当综合征（SIADH）、甲状腺功能低下、肾上腺皮质功能不全等均可发生等容量性低渗性低钠血症，SIADH 是最常见的病因。其诊断要点如下。

① 血钠浓度＜130mmol/L。

② 尿钠浓度＞20mmol/L 且常＞30mmol/L。

③ 血浆渗透压＜275mOsm/（kg·H_2O）。

④ 尿渗透压＞100mOsm/（kg·H_2O）。

⑤ 甲状腺、肾上腺和肾功能正常。

⑥ 无水肿、腹水或脱水体征，细胞外液容量未减少。

⑦ 近期没有使用过利尿剂。

【治疗原则】

低钠血症的治疗应根据病因、低钠血症的类型及伴随症状而采取不同处理方法。

1. 治疗原发病

应根据治疗需要给予针对性的处理，如改善心肾功能，减轻肝硬化，补充糖皮质激素、甲状腺激素，停用导致低钠血症的药物等。

2. 低容量性低渗性低钠血症的治疗

除治疗病因外，治疗主要是补钠。轻度者只需口服盐水即可，同时饮水，使血容量得到恢复；严重者则需静脉补充生理盐水或高浓度盐水。

3. 高容量或等容量性低渗性低钠血症的治疗

治疗要点在于限制水的摄入和利尿，逐渐纠正细胞外液低渗状态。

（1）限水。

（2）补钠　每天钠的摄入总量不超过 5～6g。慢性（＞48 小时）和轻度低钠血症患者如无症状或症状较轻，口服补钠即可；对于癫痫、意识障碍等症状严重的低钠血症患者，首先静脉给予 3%高渗性盐水。纠正目标是血钠浓度比治疗前上升 4～6mmol/L。治疗期间严密监测血钠水平（每 2～4 小时检测 1 次），以避免因过度、过快地纠正低钠血症而导致渗透性脱髓鞘综合征发生。

（3）利尿　适合于高容量性低渗性低钠血症和 SIADH 患者。利尿剂选择袢利尿剂如呋塞米，该药物可抑制电解质重吸收，排出大量的等渗性尿液。

（4）精氨酸升压素受体拮抗剂　适用于对于限水 24～48 小时内血钠浓度升高不明显或不耐受限水的 SIADH 患者，该药可促进自由水的排泄而没有电解质损失，可迅速、有效地升高血钠浓度：如托伐普坦、利伐普坦、莫扎伐普坦等药物经口服给药；考尼伐坦通过静脉途径给药。